Heinze

Die beste Ernährung
bei Endometriose

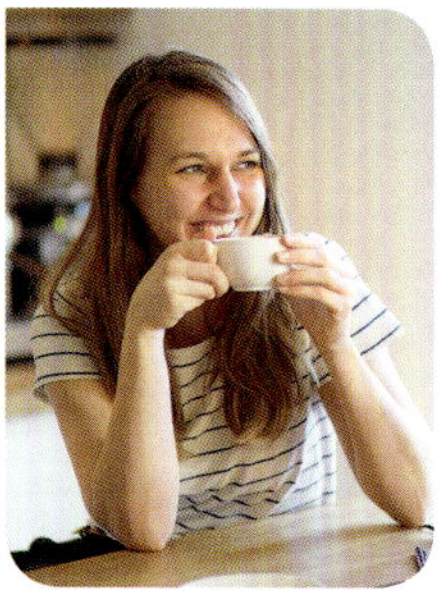

Nicole R. Heinze forscht als studierte Ernährungsfachkraft und Gesundheitswissenschaftlerin seit 2016 zum Thema Ernährung bei Endometriose. Um mit diesen wissenschaftlichen Erkenntnissen Betroffenen helfen zu können, machte sie sich 2021 mit ihrer eigenen Praxis selbstständig. Hier berät sie Menschen in Fragen rund um den Zyklus und Endometriose. Zudem bildet sie bei der Deutschen Gesellschaft für Ernährung, DGE, Ernährungsfachkräfte zum Thema Ernährung bei Endometriose fort. Hieraus entstand ein deutschsprachiges Fachkräftenetzwerk, 2023 folgte dann die Gründung eines weltweiten Netzwerks, das zum Austausch und der Verbesserung der Endometriose-Ernährungsforschung dient.

» Das Rezept zum Coverfoto befindet sich auf Seite 120.

Nicole R. Heinze

Die beste Ernährung bei Endometriose

Hormone in Balance bringen, Entzündungen und Schmerzen reduzieren. Mit über 60 Rezepten

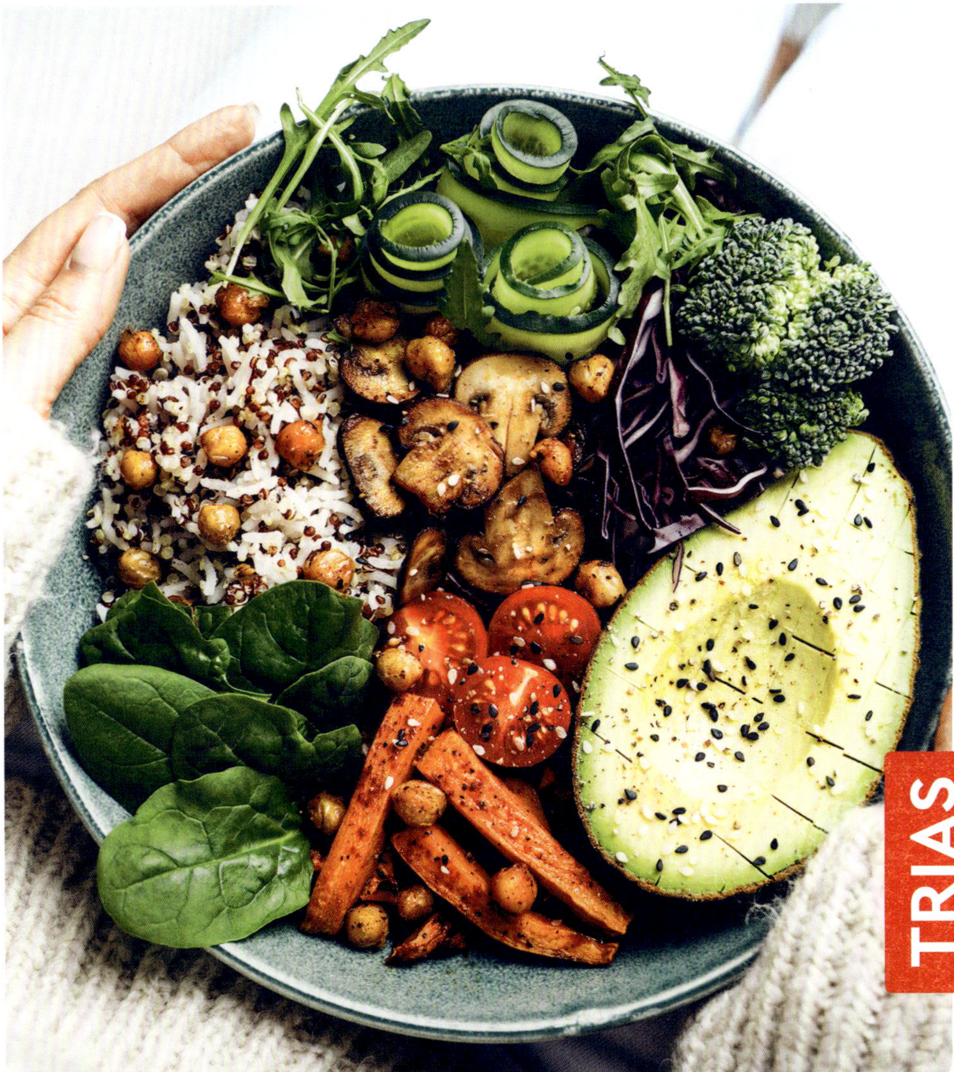

TRIAS

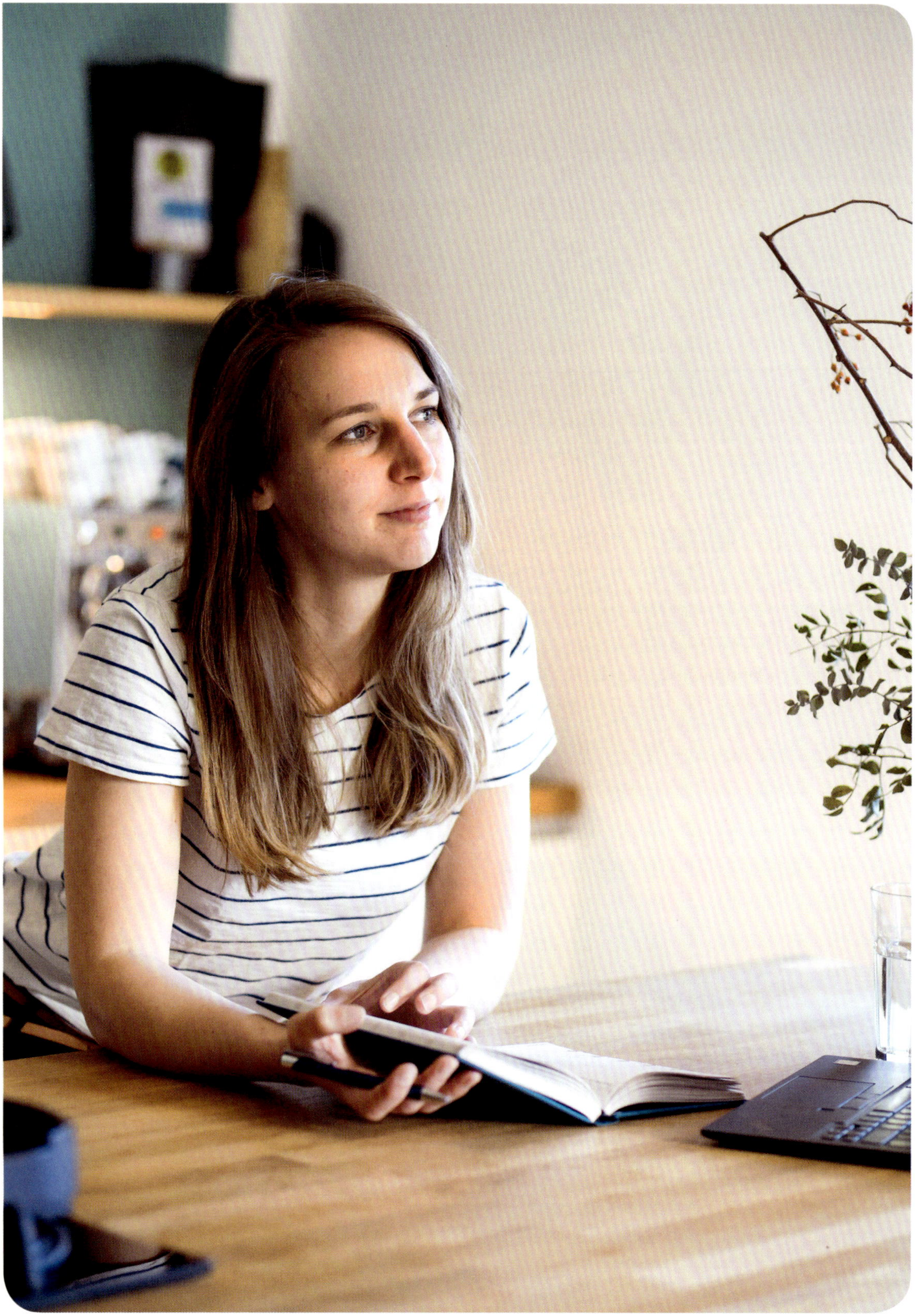

Zu diesem Buch

Schön, dass du dich dazu entschlossen hast, etwas gegen deine Endometriose und für mehr Wohlbefinden zu tun. In diesem Selbsthilfebuch möchte ich dir Schritt für Schritt erklären, wie du deine Ernährung anpassen kannst, um mögliche Entzündungen in deinem Körper zu reduzieren und so deine Symptome auf ein Minimum zu begrenzen. Ich möchte dir die Möglichkeit geben, wieder die Führung in deinem Leben zu übernehmen, und das mit so vielen wichtigen Informationen über einen gesunden Lebensstil wie möglich. Den Fokus legen wir dabei auf deine Ernährung, denn nichts haben wir besser in der Hand als das, was wir tagtäglich in unseren Körper befördern.

Wir haben es bei der Endometriose und auch der Adenomyose mit einem Chamäleon zu tun. Ein wundervolles Tier, aber gut in der Tarnung. Wir werden es nicht schaffen, deinen kleinen Begleiter zu vertreiben, aber wir werden ihm ein Geschirr und Zügel anlegen, denn du bist die führende Person in deinem Leben und nicht deine Endometriose.

Wenn du magst, gib deiner Endometriose einen Namen. Das kann helfen, alles das, was du negativ mit deiner Endometriose verbindest, nach außen zu lenken und nicht mit deinem Körper in Verbindung zu bringen. So fällt es dir eventuell leichter, dich mit deinem Körper zu versöhnen, der dich vor solch eine Herausforderung stellt. Dir eine Sichtweise zu schaffen, in der dein Körper nicht dein Feind, sondern vielmehr ein wunderbares Gefäß mit größeren und kleineren Blessuren ist, das du bestmöglich pflegen solltest, kann dabei helfen. Es bringt dir nichts, wenn du dich selbst verurteilst oder verantwortlich machst für etwas, das du nicht wirklich beeinflussen konntest. Also nimm deinen ganzen Frust, deine Angst, deine Wut, deine Scham und gib ihr einen Namen oder schreib ihr sogar einen Brief. Und ganz wichtig, du darfst wütend, traurig und frustriert sein, lass es raus, nur nicht gegen dich selbst.

Mach dir bewusst, dass du in der Verantwortung bist, dein bestes Leben zu gestalten. Damit fängst du gerade hier an. Klopf dir einmal auf die Schulter, du hast losgelegt und ich möchte dich mit diesem Buch ein kleines Stück auf deinem Weg begleiten, um dein Chamäleon handzahm zu bekommen.

Deine Nicole, im Januar 2024

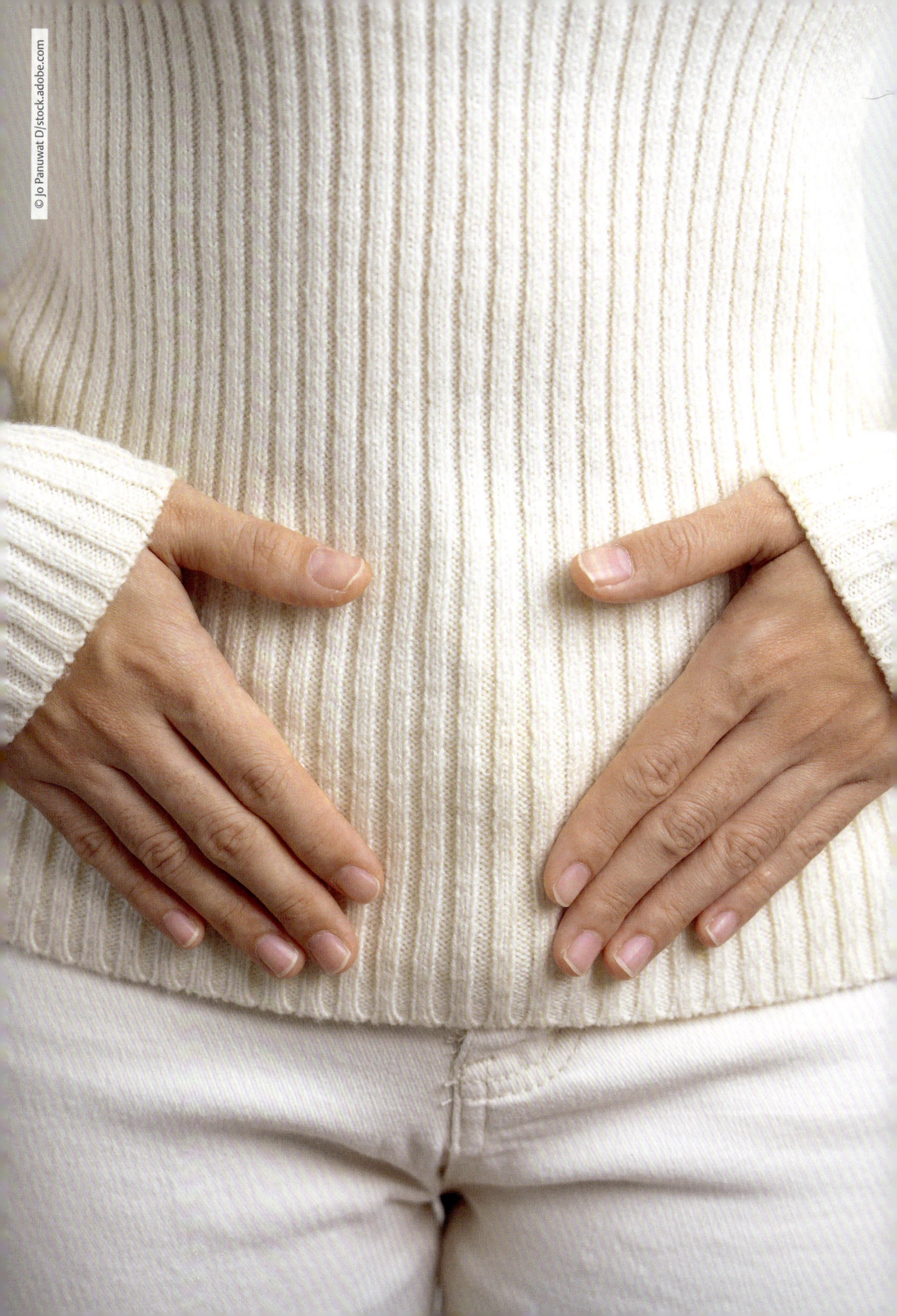

Endometriose – ein Überblick

Das steckt hinter dem Chamäleon namens Endometriose: Hier erfährst du, wie die Krankheit aussieht und welche Ursachen ihr zugrunde liegen.

Was ist Endometriose?

»Kann man mit der Ernährung wirklich etwas bei Endometriose tun?« Diese Frage höre ich oft, wenn ich von meinem Beruf als Ernährungsberaterin für Endometriose-Betroffene erzähle.

Fakt ist, dass schon längst bewiesen ist, dass die Ernährung bei chronisch entzündlichen Schmerzerkrankungen helfen kann. Wie das genau funktioniert, möchte ich dir in diesem Buch erklären. Je weiter du dich vom Basiswissen über Endometriose und Entzündungen, Verdauung und Entgiftungsorgane bis zum Einfluss, den die Ernährung auf diese ganzen Bereiche haben kann, vorarbeitest, desto schneller wirst du sehen, dass du mit deiner Ernährung einiges für dich selbst tun kannst. Ob mit hormoneller Unterstützung oder in einem natürlichen Zyklus, ich möchte versuchen, basierend auf dem aktuellen Stand der Wissenschaft und meinen Erfahrungen aus der Praxis, dir genug Handwerkszeug mitzugeben, dass du selbstständig schon einiges für dich tun kannst.

Harte Zahlen

Erst einmal zu ein paar Fakten, die du wahrscheinlich schon kennst, die dir aber auch zeigen, dass du definitiv nicht alleine bist mit deiner Endometriose. Endometriose betrifft ungefähr jeden 10. Menschen mit Gebärmutter, wobei die Zahl der Betroffenen nicht ganz so leicht festzulegen ist, da es meist eine ganze Zeit bis zu einer Diagnose dauert und auch immer noch einige Betroffene mit ihren Symptomen von Diagnostizierenden nicht ernst genommen werden.[1]

Allgemein ist Endometriose eine chronisch entzündliche Erkrankung, bei der Gewebe ähnlich des Gewebes deiner Gebärmutterschleimhaut an anderen Stellen in deinem Körper anzutreffen ist.[2] Das kann nur im Unterbauch sein, es kann aber auch andere Stellen in deinem Körper, wie Darm, Zwerchfell oder auch Nerven, betreffen. So richtig viel ist über Endometriose noch nicht bekannt, aber man weiß, dass das Wachstum und die Entstehung von unseren Östrogenen beeinflusst wird.[3]

Das heißt also, wir haben es mit einer Krankheit zu tun, die davon abhängt, wie reibungslos dein Zyklus mit allen dazugehörenden Hormonen abläuft. Bedeutet, das Ungleichgewicht deiner Hormone und deine Endometriose hängen ziemlich wahrscheinlich zusammen. Eine Möglichkeit, um deine Endometriose in Schach zu halten, ist daher die Unterdrückung des Zyklus durch Medikamente. Aber auch andere Wege wie eben die Ernährung können helfen, deine Hormone zu regulieren, und das ganz unabhängig davon, ob du einen medikamentös unterdrückten oder natürlichen Zyklus hast. Mit der Ernährung kannst du deinem Körper immer etwas Gutes tun.

Zum Glück werden durch die Forschung immer mehr Dinge bekannt, die Betroffenen helfen können. Wir stehen also noch am Anfang einer langen Reise, die uns hoffentlich immer näher an den Kern der Erkrankungen Endometriose und Adenomyose bringt.

Noch einmal kurz zu den Fakten: Nimmt man die gesamte geschlechtlich als weiblich definierte Weltbevölkerung, so kann davon ausgegangen werden, dass zwischen 2 und 10 % mit dir im »Endometriose-Boot« sitzen.[4, 5] Genaue Zahlen lassen sich aber nicht bestimmen, da Endometriose auch unter Ärzt*innen teilweise noch nicht im Bewusstsein angekommen ist. Viele Betroffene haben bis zu ihrer Diagnose noch nichts von dieser Erkrankung gehört, ganz zu schweigen von den Menschen, die nicht betroffen sind. Häufig kommt es erst zur Diagnose, wenn andere Erkrankungen wie chronisch-entzündliche Darmerkrankungen oder Unverträglichkeiten ausgeschlossen werden können oder ein Kinderwunsch längere Zeit unerfüllt bleibt. Wenn du dich alleine mal während der Fahrt mit öffentlichen Verkehrsmitteln umschaust, wirst du beim Durchzählen schnell merken, wie viele auf der gleichen Endometriose-Reise sind. Und höchstwahrscheinlich hast du leider sogar mehr Endometriose-Verbündete, als die Wissenschaft gerade messen kann.

Mögliche Symptome

Keine Person mit Endometriose ist wie die andere, denn keine Endometriose ist wie die eines anderen Menschen. Die European Society of Human Reproduction and Embryology (ESHRE) hat dazu in ihrer Richtlinie zusammengefasst, welche Symptome mit einer Endometriose einhergehen können:[6]

- Dysmenorrhoe: schmerzhafte Regelblutungen
- tiefe Dyspareunie: Schmerzen beim Geschlechtsverkehr
- Dysurie: Schmerzen beim Wasserlassen
- Dyschezie: Schmerzen beim Stuhlgang
- schmerzhafte rektale Blutungen oder Hämaturie: Blut im Stuhl oder Urin, mit Schmerzen verbunden
- Schulterspitzenschmerzen
- katamnestischer Pneumothorax: Eindringen von Luft in den Bereich zwischen Lunge und Brustkorb, was einen Lungenkollaps nach sich ziehen kann
- zyklischer Husten/Hämoptysen (Husten von bluthaltigem Sekret aus der Lunge)/Brustschmerzen
- zyklische Narbenschwellung und -schmerzen
- Müdigkeit
- Unfruchtbarkeit

Aber auch auf den ersten Blick eher unspezifische Symptome können mit deiner Endometriose zusammenhängen:

- Blähungen oder der sogenannte »Endobelly«
- Durchfall

- Verstopfungen
- Übelkeit
- Mittel- oder allgemein auftretende Unterleibsschmerzen
- Kopfschmerzen und andere zyklisch und azyklisch auftretende Schmerzen

Das bedeutet nicht, dass jeder Kopfschmerz auf eine Endometriose zurückzuführen sein muss. Es kann aber durchaus sein, dass du durch deine Endometriose häufiger unter den zuletzt genannten Symptomen leidest als Menschen ohne Endometriose.

Du siehst, die Symptome können vielfältig sein und müssen gar nicht auf dich zutreffen. Aber genau diese diversen Symptomatiken machen das Chamäleon Endometriose so schwer zu erkennen, wenn man nicht besonders darauf geschult ist.

Diagnosemöglichkeiten – kurz und knapp

Für die Diagnose von Endometriose gibt es unterschiedliche Methoden. Welche sich für dich anbietet oder bei dir zur Anwendung gekommen sind, ist so unterschiedlich wie die Endometriose selbst. Manchmal zeigt sich das Chamäleon bereits auf einem Ultraschall oder MRT-Bild, manchmal muss erst eine Bauchspiegelung gemacht werden.

Auch hier entwickeln sich die Diagnosemöglichkeiten kontinuierlich weiter, sodass nicht immer eine Bauchspiegelung notwendig sein muss. Beispielsweise gibt es bereits Studien, die darauf abzielen, bestimmte Marker für Endometriose im Blut oder Speichel zu identifizieren. Die Entwicklung dieser Tests würde eine frühzeitige Diagnose ohne operativen Eingriff ermöglichen und könnte so ein mögliches Fortschreiten der Erkrankung durch die richtige Therapie schon in früheren Stadien einschränken. Nach aktuellem Stand wird aber noch keiner dieser Tests empfohlen oder ist zugelassen.

Eine gesicherte Diagnose erfolgt nach aktuellem Standard nur auf Basis von Gewebe, das bei einer Operation entnommen wurde. Für eine Behandlung ist jedoch diese histologische Diagnose nicht notwendig, sodass auch im Falle einer Vermutung behandelt werden kann. Um auf Nummer sicher zu gehen, kann es helfen, die Bauchspiegelung zur Diagnose in einem zertifizierten Endometriose-Zentrum durchführen zu lassen. Dadurch kannst du sicher sein, dass der Fokus bei der OP genau auf dem Erkennen und Entfernen bestehender Herde liegt. Zertifizierte Endometriose-Zentren findest du z. B. auf der Seite der Endometriose-Vereinigung (Seite 165).

Wo versteckt sich dein Chamäleon?

Endometriose wird in verschiedene Formen unterteilt. Dabei wird von Ärzt*innen nach den sogenannten ICD-Codes unterschieden. Diese dienen der Vereinheitlichung, um z. B. die Abrechnung mit den Krankenkassen zu erleichtern. Wahrscheinlich findest du im Arztbericht mindestens eine der folgenden Bezeichnungen:

- N 80.0 Endometriose der Gebärmutter (Uterus), inklusive Adenomyose
- N 80.1 Endometriose des Eierstocks (Ovar)
- N 80.2 Endometriose am Eileiter (Tuba uterina)
- N 80.3 Endometriose des Bauchfells (Beckenperitoneum)

- N 80.4 Endometriose der Trennwand zwischen Vagina und Mastdarm (Septum rectovaginale) sowie der Vagina selbst
- N 80.5 Endometriose des Darmes
- N 80.6 Endometriose in Hautnarben
- N 80.8 sonstige Endometriose, inklusive der im Brustkorb
- N 80.9 Endometriose, nicht näher bezeichnet[7]

Weitere Beschreibungen der Endometriose:
- Endometriosis genitalis interna: eine innere genitale Endometriose, die sich innerhalb der Gebärmutter, aber außerhalb der Gebärmutterschleimhaut sowie dem Eileiter befinden kann
- Endometriose genitalis extra: die äußere genitale Endometriose, bei der der Bereich außerhalb der Gebärmutter betroffen ist und die Herde im Bereich zwischen dem Mastdarm und der Vagina, außen an der Gebärmutterwand, am Halteapparat der Gebärmutter, im Eierstock sowie an Vagina und Vulva auftreten können
- Endometriosis extragenitalis: Sie stellt die seltenste Form der Endometriose dar, bei der die Herde an anderen Organen z. B. im Brustkorb auftreten.

Wie du merkst, überschneiden sich die Beschreibungen. So ist die Endometriosis extragenitalis häufig unter N 80.8 im ICD-Codierungssystem zu finden, die Endometriosis genitalis extra z. B. unter N 80.1 oder N 80.4 und die Endometriosis genitalis interna oft unter N 80.0, auch als Adenomyose bezeichnet oder N 80.2. Schau gerne einmal in deinen Arztbericht, um dir einen Eindruck davon zu machen, wo genau sich deine Endometriose befindet.

Die Klassifikationen rASRM und ENZIAN

Ergänzend zu den ICD-Codes gibt es noch die Klassifikationen, die dir sagen, wo deine Endometriose gefunden wurde und wie groß der Umfang der gefundenen Herde war. Was diese Klassifikationen aber nicht klar sagen können, ist beispielsweise, wie stark deine Schmerzen sind, wie sich deine Endometriose in Zukunft weiterentwickeln wird oder wie wahrscheinlich die Erfüllung eines Kinderwunsches für dich ist.

Sie heißen ENZIAN bzw. #ENZIAN und rASRM.[8] Der rASRM-Score trägt in der Langform den Namen »revised American Society for Reproductive Medicine«-Score (der überarbeitete Score der amerikanischen Gesellschaft für Reproduktionsmedizin, siehe Tab. unten) und ist zur Diagnose von nicht tiefinfiltrierender Endometriose weitverbreitet und anerkannt. Er richtet sich nach einem Punktesystem und danach, wie groß

rASM-Stadien

Stadium	Punktzahl	Beschreibung
Stadium I = rASRM I	1–5	minimale Endometriose
Stadium II = rASRM II	6–15	mäßige Endometriose
Stadium III = rASRM III	16–40	moderate Endometriose
Stadium IV = rASRM IV	mehr als 40	schwere Endometriose

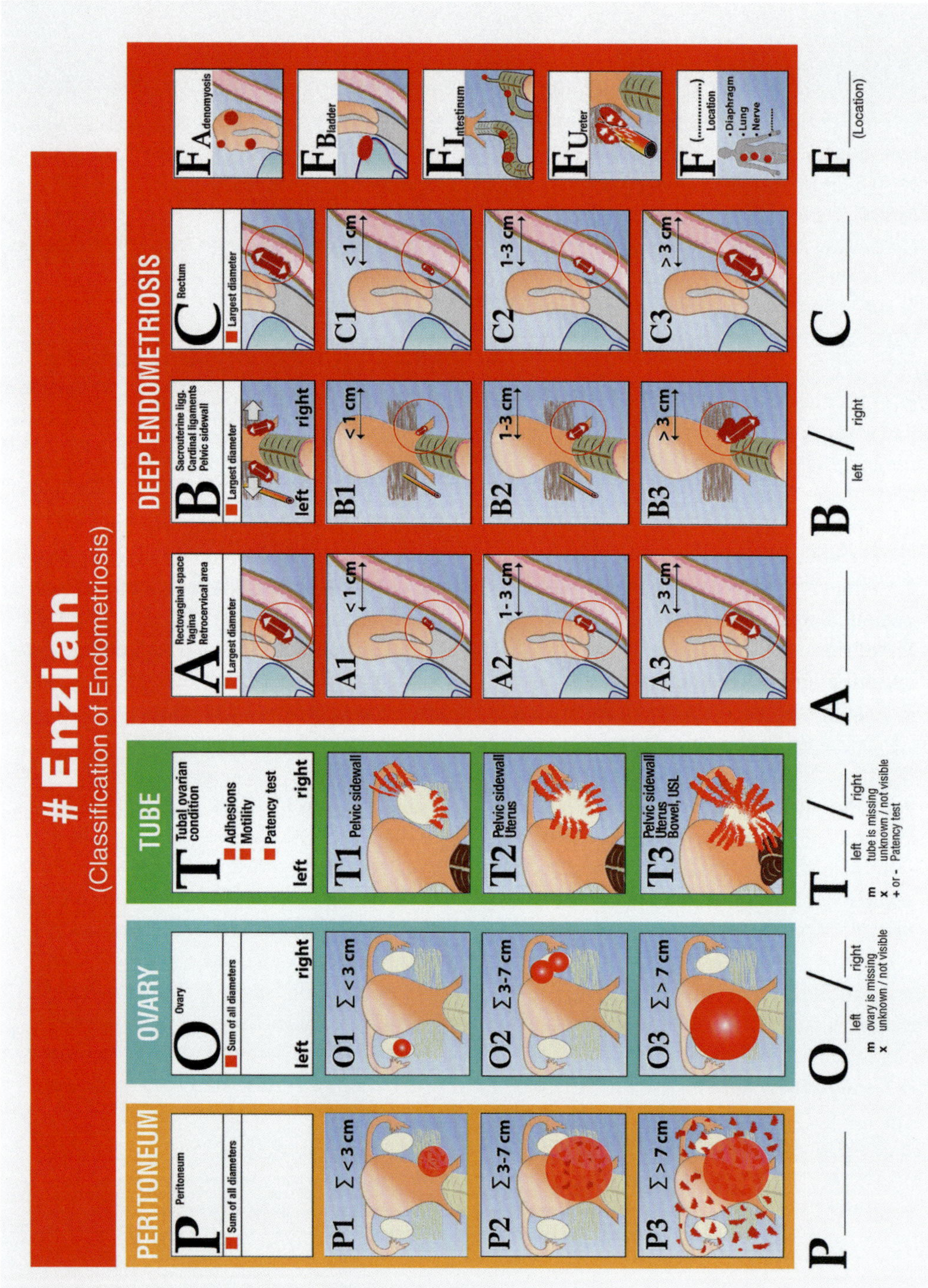

Die #ENZIAN-Klassifikation. Quelle: Keckstein, J. et al.: The #Enzian classification: A comprehensive non-invasive and surgical description system for endometriosis. In: AOGS, Volume 100, Issue 7, Pages 1165–1175. Wiley, Juli 2021. Stiftung Endometriose Forschung (SEF)/ Prof. Dr. med. Jörg Keckstein, Villach.

die flächenmäßige Ausbreitung der Endometriose ist. Eine Punktzahl von 1 bis 4 ist dabei eine minimale Endometriose, während mehr als 40 Punkte eine schwere Endometriose beschreiben.

Wenn es um tiefinfiltrierende Endometriose geht, also darum, zu beurteilen, wie tief die Endometriose in den jeweiligen Bereich eingewachsen ist, wird die ENZIAN-Klassifikation herangezogen. Hierbei hat jeder Bereich eine Buchstabenkombination:

- A: zwischen Enddarm und Vagina bzw. Gebärmutterhals
- B: tiefinfiltrierend in die seitlichen Beckenwände, Uterusbänder oder um den Harnleiter herum
- C: tiefinfiltrierend in das Rektum bzw. den Enddarm
- FA: Adenomyose (die Endometriose in der Gebärmutter)
- FB: Endometriose an der Blase
- FI: Dünndarm, Blinddarm oder Dickdarm, mit Ausnahme des Mastdarms, der unter C klassifiziert wird
- FO: alle anderen Bereiche wie z. B. Zwerchfell, Gehirn oder Lunge
- FU: Endometriose, die in den Harnleiter eingewachsen ist

Für die Bereiche A bis C gibt es noch eine zusätzliche Bezeichnung, die die Größe des Herdes beschreibt. Dabei sind Herde unter 1 cm mit 1 zu kennzeichnen, von 1 bis 3 cm mit 2 und alles über 3 cm mit 3.

Basierend auf der Idee, eine allumfassende Klassifikation zu schaffen, wurde die #ENZIAN-Klassifikation entwickelt (siehe Abbildung Seite 14), die, wie der Name schon nahelegt, auf der ENZIAN-Klassifikation aufbaut. Neben den vorab beschriebenen Bereichen umfasst die neuere Klassifikation zusätzlich das Bauchfell (Peritoneum) = P, den Eierstock (Ovar) = O und die Eileiter (Tuben) = T. Auch das Verfahren kann in dieser Klassifikation festgehalten werden, so steht »m« für die Diagnose über MRT, »s« für eine Diagnose bei einer OP und »u« für die Diagnose während einer Ultraschalluntersuchung.

Therapiemöglichkeiten – kurz und knapp

Wenn es um die Behandlung der Endometriose-Symptome geht, werden in den Leitlinien[9] neben Hormonanwendungen (kombinierte orale Kontrazeptiva, Gestagene), GnRH-Analoga oder Schmerzmittel empfohlen. Diese Kombinationen bekämpfen zum einen die Schmerzen, zum anderen können sie gegen die Weiterentwicklung der Endometriose-Herde wirken. Auch eine Bauchspiegelung (Laparoskopie) zur Entfernung des Gewebes kann als eine Möglichkeit der Behandlung in Betracht gezogen werden. Welcher jedoch dein Weg ist, solltest du zusammen mit deinem Arzt oder deiner Ärztin des Vertrauens besprechen. Neben den ganzen konventionellen Wegen gibt es noch einige komplementäre Behandlungsmethoden, die mehr oder weniger gut erforscht sind. Zu ihnen zählen z. B. Akupunktur, Phytotherapie, Osteopathie, die traditionelle chinesische Medizin oder auch die Ernährungstherapie. Welche du davon wählst, ist auch ganz dir überlassen.

Wichtig: Suche dir Behandler*innen, bei denen du dich wohlfühlst. Es gibt immer Personen, die dir aus ihrer Überzeugung heraus einreden wollen, den Grund deiner Endometriose zu kennen, und somit die Schuld dir oder einem Umstand übertragen wollen. Distanziere dich von ihnen und berufe dich auf

Betroffenenmeinung

»Immer wenn ich höre: ›Du bist so unzuverlässig, wenn du deine Tage hast!‹, stellen sich mir die Haare auf. Da helfen nur schlagfertige Antworten wie: ›Natürlich, wenn ich die Wahl habe, kümmere ich mich um mich selbst, anstatt mich mit meinen Endometriose-Schmerzen draußen zu quälen.‹ Oder: ›Du meinst, ich sorge erst mal für den Körper, der mich am Leben hält, und erst dann um andere? Ja, das finde ich auch vollkommen richtig, denn wir alle haben nur einen Körper.‹ Genauso selbstbewusst sollten alle Menschen mit ihrem Körper umgehen, aber gerade bei Endometriose ist es so wichtig, auf seinen Körper zu hören und mit ihm zusammenzuarbeiten.«
Hast du das schon einmal ausprobiert und eigene schlagfertige Antworten für dich notiert?

den aktuellen Stand der Wissenschaft, der noch keine Präventionsmöglichkeit aufzeigt. Fakt ist: Du bist nicht schuld an deiner Erkrankung, lass dich nur nicht von ihr in deinem Leben behindern.

Der Weg bis zur Diagnose

Dass der Weg bis zu einer Diagnose weit ist, ist vielen bekannt. Zu stark verbreitet ist die Annahme, dass z. B. diese starken monatlichen Regelschmerzen etwas vollkommen Normales seien, durch das »frau« nun einmal durchmuss. Zu oft werden Schmerzen noch als psychosomatisch und Darmbeschwerden als nervöses Leiden abgetan. Fast jede*r 2. Endometriose-Betroffene hat vorab die Ausschlussdiagnose Reizdarm bekommen und war in dem festen Glauben, der Reizdarm sei das Hauptproblem. Das kann natürlich auch der Fall sein, andersherum ist der Reizdarm aber immer noch ein sogenannte »Ausschlussdiagnose«. Bedeutet, wenn alles andere ausgeschlossen wurde, wird die Diagnose »Reizdarm« gestellt. Und auch der Darm wird von deiner Endometriose beeinflusst, aber dazu mehr im dazugehörigen Kapitel (Seite 17). Das kann auch heißen, dass gar kein Reizdarm deine Verdauung so negativ beeinflusst, sondern vielleicht sogar deine Endometriose der Auslöser war und ist. Ich möchte den Ärzt*innen hier nicht die Schuld in die Schuhe schieben, möchte dich aber auch bestärken, dass du es hinterfragst, wenn jemand mit diesen überholten Ideen über den Zyklus auf dich zukommt. Denn nur wenn wir auch andere darüber aufklären, dass starke Regelschmerzen nicht normal sind und Schmerzen beim Geschlechtsverkehr nichts mit Verklemmtheit zu tun haben, dann kommen wir an den Punkt, dass anderen Leidensgenoss*innen geholfen werden kann. Gerade bei Kinderwunsch kann das über vieles entscheiden. Heißt, misch dich ein! Jedes Mal, wenn du hörst, dass jemand unter starken Regelschmerzen leidet, dir jemand von Schmerzen bei Geschlechtsverkehr erzählt oder du weißt, dass der Kinderwunsch schon länger unerfüllt bleibt, dann hilf mit. Du kannst wortwörtlich mit der Unterstützung einer frühen Diagnose ein Leben verändern. Daher sei schlagfertig und kläre auf, denn nur so kannst du helfen, anderen Betroffenen langes Leid zu ersparen.

Darmflora, Verdauung und Co.

Hier möchte ich dir ein paar Informationen über deine Darmflora, die Verdauung und das »Entgiftungssystem« deines Körpers – die Leber, Nieren und Nebennieren – geben.

Einiges wird dir vielleicht schon bekannt sein, anderes neu. Fakt ist, wir haben es mit dem Hauptumschlagplatz unseres Körpers zu tun. Ohne Verdauungstrakt, Leber, Nieren und Nebennieren wird es für deinen Körper schwer, dich mit all den wichtigen Nährstoffen zu versorgen, die du tagtäglich benötigst, um dich zu versorgen und um deinen Körper zu unterstützen.

Auch deine Darmflora, dein Darmmikrobiom, nimmt nachgewiesenermaßen Einfluss auf deine Endometriose-Symptome. Eines der häufigsten ist der sogenannte »Endobelly«. Ein aufgeblähter Bauch ist ja nie wirklich schön, aber wenn er dann auch noch mit Schmerzen verbunden ist, ist er besonders fies. In diesem Abschnitt möchte ich kurz die Rolle deiner Verdauung und deiner Darmflora für deine Endometriose und die dazugehörigen Symptome aufschlüsseln und dir kleine Tipps geben, wie du deine Darmflora unterstützen, deinen Endobelly reduzieren und auch deine Endometriose-Symptome im Allgemeinen beeinflussen kannst.

Was passiert bei der Verdauung?

Deine Verdauung kann, je nachdem, was du gegessen hast, ziemlich lange dauern. Das heißt, manchmal sind z. B. für sehr fettige und proteinreiche Lebensmittel Verdauungszeiten von über 2 Tagen möglich. Wie schnell du verdaust, hängt aber von so vielen unterschiedlichen Faktoren ab, dass es schwer ist, eine exakte Zeit anzugeben. Die Verdauungszeit kann allgemein mit deinem Stoffwechsel, deinen Hormonen, dem, was du isst, und auch damit, wie gut du gekaut hast, zusammenhängen. Alles in allem spielen viele kleine Punkte eine Rolle. Grundsätzlich ist es aber so, dass flüssige Lebensmittel deinen Körper schneller wieder verlassen als feste Lebensmittel. Bedeutet, Milch ist schneller als Käse und Fruchtsaft schneller als ein Apfel.

Im Mund

Die erste Stufe deiner Verdauung beginnt im Mund. Deshalb solltest du dir beim Essen auch immer ausreichend Zeit lassen, um deine Nahrung ausgiebig zu kauen und dadurch mit deinem Speichel zu vermischen. Durch die Kaubewegung wird deine Nahrung nicht nur zerkleinert, sondern es können sich auch schon die ersten Enzyme aus deinem Speichel an ihre Arbeit machen, alles zu zerkleinern. Gerade Kohlenhydrate werden hier bereits zersetzt. Das kannst du sogar schmecken, denn je länger du dein Brot kaust, desto süßer wird es schmecken. Das liegt daran, dass die langen Stärkeketten der Kohlenhydrate in kürzere Ketten zerteilt werden. Diese kurzen Ketten bestehen unter anderem aus Glucose, einem Einfachzucker, der für uns dann süß schmeckt. Solltest du eine Lebensmittelallergie haben, kann sich diese z. B. auch schon im Mund äußern, in Form eines Brennens auf der Zunge, oder durch ein Kratzen im Hals.

Im Magen

Hast du den Brei dann genug gekaut, zerkleinert und mit Speichel vermischt, schluckst du ihn herunter und er macht sich über die Speiseröhre auf den Weg zu deinem Magen. Dort nimmt der obere Teil des Magens alles auf, was du ihm schickst, und befördert es dann weiter in den unteren Bereich. Im Magen angekommen, wird deine Nahrung weiter zerkleinert und mit Magensaft durchmischt. Diese von den Drüsen der Magenschleimhaut produzierte Flüssig-

Der Verdauungstrakt

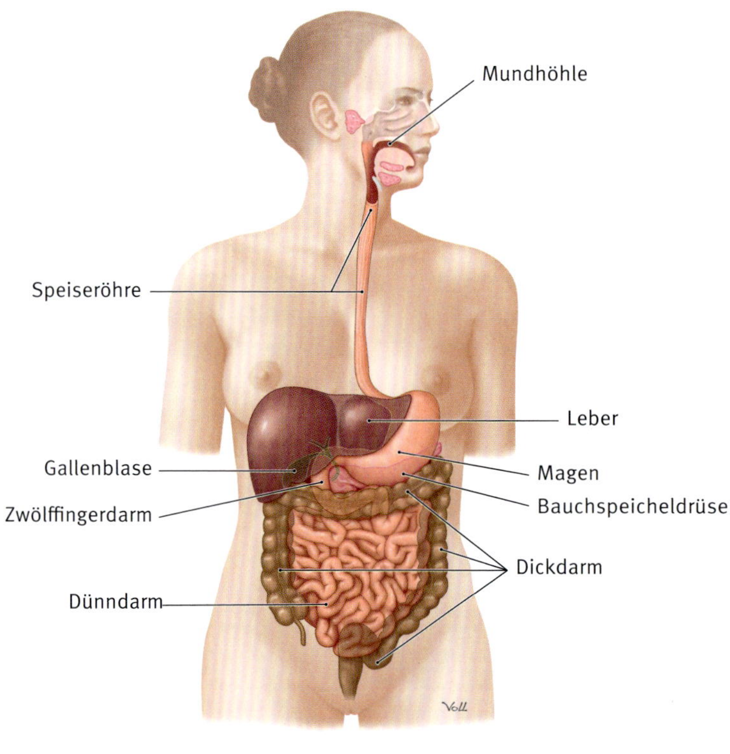

Anatomie und Physiologie für Hebammen. Stuttgart: Thieme; 2023. Prometheus-Abbilding, Grafik: Voll M.

keit besteht unter anderem aus Salzsäure, die Enzyme zur Eiweißverdauung enthält. Außerdem wird im Magen das Fett in kleinere Einheiten zerteilt und der ganze Speisebrei gut mit dem Magensaft vermischt, damit es später leichter im Dünndarm aufgenommen werden kann. Hier wird z. B. schon die Aufnahme von Vitamin B12 vorbereitet, um es dem Dünndarm möglichst leicht zu machen. Wenn dein Körper auf etwas mit einer Unverträglichkeit reagiert, kannst du es auch schon hier im Magen merken. Ob es sich hierbei um eine Allergie oder Intoleranz handelt, ist schwer auszumachen, denn die Beschwerden können sowohl von einer Rückkopplung aus Dick- und Dünndarm kommen (bei einer Malabsorption oder Intoleranz) als auch lokal durch ein Allergen ausgelöst werden. »Rückkopplung« aus dem Darm bedeutet in diesem Fall, dass dir dein Körper mit der Übelkeit Bescheid gibt, dass du nicht noch mehr nachschieben sollst, da im Darm etwas angekommen ist, mit dem er aufgrund einer Intoleranz überfordert ist.

Im Darm

Im Dünndarm wird der Nahrungsbrei mit Enzymen und Bakterien vermischt und aufgespalten. Diese Spaltprodukte (Einfachzucker, Fettsäuren, Glycerin, Aminosäuren) sowie Vitamine werden hier aufgenommen, ebenso Wasser und Mineralstoffe. Dies erfolgt aber auch im Dickdarm. Wenn im Dünndarm Enzyme für die Aufspaltung, also die Zerkleinerung, von Zuckern wie Fructose oder Laktose fehlen, sind die Bakterien im Dickdarm später damit überfordert und Symptome wie Blähungen oder Durchfall sind das Resultat. Je nachdem, ob du Laktose oder Fructose in flüssigen oder festen Lebensmitteln aufgenommen hast, kommt es hier dann schneller oder später zu Symptomen.

Im Idealfall werden im Dünndarm schon viele wichtige Nährstoffe, Kohlenhydrate, Fette und Eiweiße aufgenommen. Dabei kann davon ausgegangen werden, dass am Anfang des Dünndarms leicht lösliche Nährstoffe resorbiert werden wie Kalzium, Eisen, Magnesium oder Zink und später die sogenannten Makronährstoffe wie Zucker aus den Kohlenhydraten, Aminosäuren aus den Eiweißen und Cholesterin und Fettsäuren aus den Fetten. Eine Ausnahme stellt Vitamin B12 dar, das erst sehr spät im Darm aufgenommen wird, da es oft in Lebensmitteln enthalten ist, die tierischen Ursprungs und damit eher eiweiß- und fetthaltig sind. Heißt also, das Fett und die Eiweiße müssen erst mal vom B12 getrennt werden, damit dieses aufgenommen werden kann.

Fast zum Ende der Reise kommt alles in den Dickdarm, wo final dem Nahrungsbrei noch Wasser, Natrium, Kalium und kurzkettige Fettsäuren entzogen werden. Kommen hier Nahrungsbestandteile an, die das Team aus Bakterien, Keimen und Co. nicht mehr verarbeiten kann, kommt es zu einer Überreaktion, und der Darm versucht, diesen verirrten Stoff durch Durchfall so schnell wie möglich wieder loszuwerden. Das passiert dann, wenn z. B. durch eine nicht vorher geschehene Aufnahme von Fructose und Laktose aufgrund eines Enzymmangels (etwa im Rahmen einer Intoleranz, Seite 76) diese Stoffe dort ankommen.

Wenn deine Verdauung aber ideal abgelaufen ist, landen am Ende alle Bestandteile, mit denen der Körper nichts mehr anfangen kann, ohne Symptome im Enddarm und dann schlussendlich in deiner Toilette. Dort

Hinweis

Dass dein Bauch gluckert oder gluckst, ist vollkommen normal, denn er arbeitet und Geräusche deines Körpers sind vollkommen in Ordnung. Das ist eigentlich nichts, weshalb man sich schämen sollte. Das Gleiche gilt für Blähungen, die du auch nicht zwanghaft zurückhalten, sondern in einem für dich geeigneten Moment auch rauslassen solltest.
Gerade bei Hülsenfrüchten, zu viel Proteinen oder dem alleinigen Verzehr von einer großen Menge an Obstsäften oder Smoothies kann es auch eher mal zu Blähungen kommen. Das ist erst mal nur ein Zeichen dafür, dass du diese Dinge das nächste Mal vielleicht mit ein paar Kräutern, die bei der Verdauung helfen (Fenchel, Anis, [Kreuz-]Kümmel), oder anderen Lebensmitteln kombinieren solltest (Milchprodukte machen etwa große Fructosemengen über viel Obst oft besser verträglich).

könntest du sogar an Konsistenz, Farbe und Aussehen erkennen, wie gut dein Darm für dich gearbeitet hat. Eine Möglichkeit, den Stuhl zumindest der Konsistenz nach und optisch einzuteilen, bietet die Bristol-Stuhlformen-Skala, die die Stuhlkonsistenz in 7 unterschiedlichen Formen unterscheidet und bewertet.[10]

Darm und Mikrobiom

»Alle Krankheit beginnt im Darm« – diese weisen Worte sprach vor über 2300 Jahren der Begründer der »modernen« Medizin Hippokrates von Kos. Und spätestens seitdem das Thema Darmgesundheit über einen Bestseller in den Bücherregalen der Bevölkerung angekommen ist, wissen viele Bescheid, wie wichtig der Darm für unsere Gesundheit ist. Trotz allem ist das Thema Darmgesundheit bzw. die Erforschung unserer Darmflora noch nicht so alt. Aber was ist diese Darmflora eigentlich genau? Flora ist allgemein ein Begriff, den man eher aus der Erforschung von Pflanzen kennt. Da Bakterien früher den Pflanzen zugeordnet wurden, spricht man heute auch noch von Darmflora, also der Anzahl aller in unserem Darm – hauptsächlich im Dickdarm – angesiedelten Mikroorganismen, die in erster Linie aus Bakterien bestehen.

Dein Darm ist aber nicht nur Lebensraum unterschiedlicher kleiner Organismen, sondern auch eine riesige Aufnahmefläche beispielsweise für Nährstoffe. Diese helfen dir z. B. dabei deinen Zyklus zu regulieren, deine Stimmung zu beeinflussen, deine Knochen stark und die Arterien, Venen und Muskeln beweglich zu halten. Kommt es hier schon zu einem Mangel an den richtigen Enzymen oder Bakterien, kann das dazu führen, dass dir am Ende des Tages wichtige Vitamine und Mineralstoffe zur Regulierung deiner Hormon- und möglichen Stimmungsschwankungen fehlen.

Der Darm und die Hormone

Außerdem hat, wie mittlerweile bekannt, auch deine Darmgesundheit Einfluss darauf, wie gut die hormonellen Abläufe in deinem Körper funktionieren. Dabei kann ein Zuviel oder Zuwenig an Bakterien des Östroboloms – einer Bakteriengruppe – dazu führen, dass du entweder zu viel oder zu wenig Östrogene im Körper hast.[11] Es wird davon ausgegangen, dass bei Endometriose eher ein Zuviel dieser Bakterien vorhanden ist und somit zu viele Östrogene ins Blut und somit z.B. auch an die Gebärmutter gelangen. So kann dann durch den Östrogenüberschuss die Endometriose in deinem Körper weiterwachsen.

Pflege für die Darmflora

Also solltest du auch schauen, wie du deinem Darm etwas Gutes tun kannst. In meiner Praxis empfehle ich in Absprache mit den Behandelnden Probiotika einzunehmen, die deine Darmflora erst einmal wieder mit den richtigen Darmbakterien bestücken, bevor wir uns dann um das richtige »Futter« für deine »Baktierchen« kümmern. Eine solche Darmkur kann übrigens auch nach Darmspiegelungen, der Einnahme von Abführmitteln und Behandlungen mit Antibiotika empfohlen werden. Auch nach einer Durchfallerkrankung sollte unsere Darmflora wieder neu bestückt werden. Der Grund liegt darin, dass durch Antibiotika nicht nur die »schlechten« Bakterien im Körper abgetötet werden, sondern auch die »guten« und dass Abführmittel und starker Durchfall wie ein Tsunami durch deinen Bauch gehen und alles ausschwämmen, was sich nicht schnell genug in der hintersten Ecke der Darmzotten verstecken kann.

Um die Zoo-Metapher von deinen »Darmbaktierchen« jetzt noch perfekt zu machen, müssen wir schauen, wie wir dein Mikrobiom am besten pflegen und füttern, damit du weißt, dass alles, was du Gutes zu dir nimmst, auch wirklich in den Zellen landet. Wo gehobelt wird, da fallen Späne. Daher müssen wir uns darum kümmern, dass der Darm immer gut durchgeputzt wird, um wenig Nährboden für Pilze und Keime zu schaffen und die Aufnahmefläche für Nährstoffe zu vergrößern. Dabei helfen dir Ballaststoffe. Ballaststoffe sind die nicht verdaubaren Anteile unserer Ernährung, die man teilweise sogar am Ende in der Toilette sehen kann, die wie kleine Besen durch unseren Darm wandern und alles mitnehmen, was nicht mehr gebraucht wird. Zu den Abfallprodukten gehören auch Hormone, die unser Körper nicht mehr benötigt wie überschüssige Östrogene nach dem Eisprung. Ballaststoffe findest du meist in unverarbeiteten Lebensmitteln. Die Schalen von Obst und Gemüse sind meist Ballaststoffe, Samen wie Leinsamen, Flohsamenschalen oder Chiasamen helfen auch bei der Darmpflege. Alle Vollkornprodukte dienen ebenfalls als Pflege und Futter für deine Darmflora. Viel Zucker ist zwar auch für unsere Darmbakterien eine richtige Leckerei, aber Zucker füttert auch die Bakterien, die wir eigentlich nicht mehr im Körper haben wollen. Also weniger Zucker und süße Getränke und mehr Ballaststoffe und Wasser, um deinen Körper von unnötigem Ballast zu befreien. Auch Süßstoffe können die Darmflora negativ beeinflussen[12], also iss generell weniger süß, um deiner Darmflora, deiner Nährstoffaufnahme und deinem Hormonhauhalt etwas Gutes zu tun.

Rund um das Thema Darm fallen auch immer wieder die Begriffe Präbiotika und Probiotika. Daher möchte ich dir hier kurz erklären, was der Unterschied zwischen den beiden ist und wo du sie jeweils in deiner Ernährung findest. Probiotika sind im Grunde all das, was in deinem Darm an Mikroorganismen lebt. Also primär Hefe-

und Milchsäurebakterien. Diese kannst du zur Pflege deines Darmes natürlich als Präparat einnehmen, musst du aber nicht zwangsläufig. Du findest sie nämlich auch in milchsauren Produkten wie Joghurt, Kefir, Buttermilch, aber auch in Eingemachtem wie Sauerkraut, Gewürzgurken oder Kimchi. Mit ihnen kannst du deinen »Zoo« jederzeit aufstocken. Präbiotika sind das oben beschriebene »Futter«, also unverdauliche Nahrungsbestandteile wie die Ballaststoffe aus Vollkornprodukten, Obst und Gemüse. Durch sie können sich die richtigen Mikroorganismen in deinem Darm vermehren, deinen Darm gesund halten und auch deine Verdauung unterstützen. Dadurch können Darmträgheit, Durchfall, Verstopfungen oder auch der »Endobelly« reduziert werden.

In Studien wurde zusätzlich zu dem Zusammenhang zwischen einem gesunden Darmmikrobiom und dem Abtransport von nicht mehr benötigten Hormonen über den Darm auch der Zusammenhang zwischen Darmmikrobiom und Endometriose beschrieben.[13] Es wurde gezeigt, dass Patient*innen mit Endometriose eine andere Darmflora als Menschen ohne Endometriose aufweisen.[14] Leider können zum aktuellen Zeitpunkt noch keine Rückschlüsse gezogen werden, ob das veränderte Darmmikrobiom durch die Endometriose oder die Endometriose sogar möglicherweise durch das veränderte Darm- und somit auch Vaginalmikrobiom entsteht.

Betroffenenerfahrung

»Gerade kurz vor meiner Periode hat mein Darm immer sehr langsam gearbeitet, dadurch wurde mein Bauch immer unglaublich groß und tat richtig weh. Teilweise wurde ich zu meiner Schwangerschaft beglückwünscht, was mich immer besonders traf. Seitdem ich besser auf meine Ernährung achte und regelmäßig auch was für meine Darmflora tue, ist mein Endobelly aber schon besser geworden.«

So oder so scheint es sinnvoll, deinen Darm gesund zu halten und zu pflegen, ganz egal ob mit Endobelly, Verdauungsbeschwerden oder ohne. Du hast im Darm eine riesige Oberfläche, die du schützen musst, genauso wie du deine Haut pflegst.

Der Endobelly

Beim Endobelly, der eines der häufigen Begleitsymptome einer Endometriose ist, handelt es sich um einen oft schmerzhaft aufgeblähten Bauch. Denn deine Hormone beeinflussen nicht nur die Stimmung, sondern auch die Verdauung. Gerade in der Zeit nach dem Eisprung, in der Progesteron überwiegt, kann es sein, dass deine Verdauung etwas langsamer läuft als im Rest des Zyklus. Der Grund dafür liegt darin, dass Progesteron nicht nur deine Gebärmutter entspannt, damit sich darin potenziell eine befruchtete Eizelle einnisten kann, sondern auch den direkt angrenzenden Darm. Dadurch kann es schnell mal zu einer längeren Verdauungszeit und einem aufgeblähten Bauch kommen. Anders ist das während deiner Periode. In dieser Zeit sorgen Prostaglandine für minimale Entzündungsprozesse, die das Abstoßen der Gebärmutterschleimhaut mit auslösen. Diese beschleunigen dann aber auch deine lokal angrenzende Verdauung, was wieder dazu führen kann, dass du häufiger eher weichen bis flüssigen Stuhl hast. Aber

Reizdarm und FODMAP-Ernährung

Gerade bei vielen Endometriose-Betroffenen steht die Diagnose »Reizdarm« immer mit im Raum, ob damit vielleicht der umgangssprachliche Endobelly gemeint ist, ist dabei unklar. In einer Studie aus Australien hat sich gezeigt, dass eine Ernährung, die arm an den sogenannten FODMAPs (Fructose, Laktose, Fructanen, Galactanen und Polyolen) ist, auch Menschen helfen kann, die Reizdarm und Endometriose haben.[15] Es handelt sich hierbei um eine umfassende Ernährungsumstellung, die am besten in Unterstützung mit einer Fachkraft durchgeführt wird. Erfahrungswerte zeigen aber, dass eine individuell angepasste reizarme Ernährung, wie sie hier im Buch beschrieben ist, genauso effektiv bei Endometriose mit Endobelly ist. Für alle Reizdarmbetroffenen sind hinten im Rezeptteil (ab Seite 105) FODMAP-arme Rezeptideen als solche gekennzeichnet.

auch Hormonpräparate können deine Verdauung beeinflussen, das zeigt sich jedoch weniger häufig in Zyklen.

Du merkst, bis zu einem bestimmten Punkt ist das alles relativ normal. Dadurch, dass deine Hormone bei Endometriose ein bisschen »extremer« unterwegs sind – mehr Östrogen, dafür vielleicht zu wenig Progesteron –, kann es sein, dass deine Verdauung ebenfalls ganz schön durcheinandergerät. Was dir dagegen hilft, ist im Grunde alles, was dein Mikrobiom unterstützt. Je besser du für deine Verdauung sorgst und deinem Darm das gibst, was er braucht, desto besser. Aber nicht nur unsere Hormone und der Zyklus können einen Endobelly auslösen. Auch Allergien, Unverträglichkeiten, Intoleranzen oder andere Erkrankungen wie Reizdarm oder Zöliakie haben einen Einfluss darauf, wie gut unsere Verdauung abläuft.

Die Sache mit dem Stress

Ein Faktor, den viele bei der Verdauung, der Aufnahme von Nährstoffen und auch beim Ab- oder Zunehmen nicht auf dem Schirm haben, ist Stress. Stress, egal ob positiv (Vorfreude auf ein Treffen mit Freund*innen) oder negativ (Quartalszahlen-Bericht vor dem Chef), führt dazu, dass deine Verdauung anders abläuft als normalerweise. Am besten lässt sich das an einem kleinen Beispiel erklären: Kein Zebra würde in einer Stressreaktion wie dem Angriff eines Löwen erst einmal einen Haufen machen und dann loslaufen, da das den sofortigen Tod bedeuten würde. Der Vergleich hinkt vielleicht ein bisschen, weil uns schon lange kein Löwe mehr gejagt und dem Zebra noch nie ein Chef im Nacken gesessen hat, aber die körperliche Reaktion ist dieselbe. Alleine schon eine angespannte flache Atmung, die nicht in den Bauch geht und dadurch dort die Organe nicht durchknetet, kann, auch in Kombination mit einem verspannten Beckenboden, dazu führen, dass deine Verdauung nicht mehr so gut abläuft.

Also noch ein Grund mehr, häufiger mal durchzuatmen, die Hände auf den Bauch zu legen und dir zu erlauben, mal richtig tief in den Bauch zu atmen, während dein Brustkorb und deine Schultern rein gar nichts tun.

Wenn du dabei versuchst, die Ausatmung ein bisschen länger zu machen als deine Einatmung, zeigst du deinem Körper, dass alles gut ist und er sich entspannen kann. Deine Verdauung kann aber auch ins Gegenteil umschlagen. Gerade wenn du länger unter Stress leidest, kann ein schlecht durchbluteter Magen-Darm-Trakt dazu führen, dass es auch zu Stressdurchfall kommt. Meistens gilt: In plötzlichen Stresssituationen sind wir eher im Zebramodus und die Verdauung steht still, und wenn sich der Stress, z. B. vor einer Prüfung, lange aufbauen kann, schlägt es gerne mal in Durchfall um. Aber auch hier bestätigen Ausnahmen die Regel. Weitere Übungen, die dir dabei helfen können, dich zu entspannen und dabei auch noch deine Verdauung zu unterstützen, findest du weiter hinten im Buch unter »Atme dich frei« (Seite 97) und der »ILU-Massage« (Seite 98).

Um genau herauszufinden, was deinen Endobelly triggert, kann ich dir nur das Führen eines Ernährungstagebuchs empfehlen. Wie das genau funktioniert und was du dabei alles beachten musst, findest du beim übernächsten Punkt »Das Ernährungstagebuch«.

Essen bei künstlichem Darmausgang

In manchen Endometriose-Fällen ist es erforderlich, Darmteile und größere Herde zu entfernen. Das kann bedeuten, dass du übergangsweise oder durchgehend einen künstlichen Darmausgang, ein sogenanntes Stoma, bekommst. Das ist natürlich erst mal eine große Umstellung und am Anfang vielleicht eine physische und auch psychische Herausforderung. Gerade nach einer solchen OP solltest du nicht direkt wieder voll mit einer ballaststoffreichen Ernährung einsteigen. In der Anfangsphase sollte deine Ernährung wirklich ballaststoffarm sein und aus leicht verdaulichen Lebensmitteln bestehen. Feiner Hafer- oder Reisbrei sind ein guter Einstieg, aber auch Kartoffeln, geschälter Reis und Nudeln ohne Ei können ebenso wie einen Tag altes Weißbrot ein sanfter Einstieg für deine Verdauung sein. Versuch auch am Anfang lieber mehrere kleine Mahlzeiten über den Tag zu verteilen, um nach dem Eingriff wieder zu Kräften zu kommen, ohne deinen Magen zu überfordern. Das können ruhig 8–10 kleinere Einheiten sein. Meistens hat sich bewährt, diese kleinen Mahlzeiten auch im weiteren Verlauf beizubehalten, um Blähungen, Durchfall oder Verstopfung vorzubeugen. Auch gutes Kauen und eine schonende, eher fettarme und nicht zu scharf gewürzte Zubereitungsart können dich unterstützen. Versuch deine Ernährung nach und nach wieder aufzubauen und führe am besten ein Ernährungs- und Symptomtagebuch, um für dich blähende, stopfende oder möglicherweise abführende Lebensmittel herauszufinden.

Versuch, so gut es geht, auf deinen Körper zu achten. Natürlich ist ein künstlicher Darmausgang erst mal eine große Umstellung für eine kurze Zeit oder sogar dein ganzes Leben. Er ist aber nichts, was dich daran hindert, ein schönes Leben zu führen. Es wird sicher anders, aber das muss es nicht weniger schön machen.

Das Ernährungstagebuch

Eine effektive und erprobte Möglichkeit, um herauszufinden, was dir guttut, ist das Ernährungsprotokoll. Es ist im Grunde das Tool für »Selbst-bewusst-Sein« in Sachen Ernährung. In ihm werden im Idealfall alle Dinge dokumentiert, die im Zusammenhang mit deinem Wohlbefinden und der Ernährung stehen. Je nachdem, was dein Ziel sein soll, kannst du das Ernährungsprotokoll sehr detailliert oder etwas oberflächlicher führen.

Wenn du z. B. die genaue Nährstoffzusammensetzung deiner Ernährung, mit allen Vitaminen, Mineralstoffen und Spurenelementen, analysieren lassen möchtest, ist es wichtig, ein möglichst detailliertes Ernährungstagbuch zu führen. Das schließt dann auch genaue Grammangaben, Zeitpunkte des Essens und der Symptome und eventuell auch deinen Zyklustag mit ein.

Wenn du aber erst einmal nur einen Überblick über mögliche Auslöser haben möchtest, reicht auch ein weniger ausführliches Ernährungs- und Symptomtagebuch. Darin kannst du, wenn du einen natürlichen Zyklus hast, auch deinen Zyklustag notieren, um Veränderungen von Symptomen festzuhalten. Auf Seite 26 findest du ein Beispiel für ein Protokoll mit Spalten für Uhrzeit, Lebensmittel, Grund für das Essen und Symptom- und Gefühlstagebuch, an dem du dich orientieren kannst. In dieser Variante reichen einfache Angaben wie: »grüne Bohnen mit Kartoffeln, Rahmsauce und Rinderfilet«.

Das Tagebuch nutzen und auswerten

Wenn du bei manchen Lebensmitteln häufiger Probleme beobachtest als bei anderen, schau dir die Verpackungen einmal genauer an und versuche Auffälligkeiten herauszufinden. Im Grunde geht es darum, wiederkehrende Zusammenhänge zu entdecken. Du trinkst Milch und nach einer halben Stunde hast du Durchfall, du isst eine Pizza und 4 Stunden später hast du einen aufgeblähten Bauch? Markiere dir vielleicht sogar Lebensmittel, die du in Verdacht hast, um einen besseren Überblick zu bekommen. Vielleicht sind sie ja besonders histamin-, ballaststoff- oder fructosehaltig, sodass du so eine Vermutung entwickeln kannst.

Manchmal hängt es auch einfach mit der Uhrzeit zusammen. Rohkost am Abend oder zu spätes Essen können auch ein Grund sein, ohne dass ein spezielles Lebensmittel schuld sein muss. Daher ist es wichtig, dass du dir immer auch die Uhrzeit notierst, um danach auftretende Symptome direkt in den richtigen Zusammenhang zu stellen. Es empfiehlt sich, immer erst die Uhrzeit aufzuschreiben und dann, ob und was du gegessen hast oder ob Symptome aufgetreten sind.

In jedem Fall ist es wichtig zu notieren, wie es dir über den Tag hinweg geht, und dich immer wieder zu beobachten. Veränderungen wie Müdigkeit, Kopfschmerzen oder Heißhunger können dabei genauso wichtig sein wie Endobelly, Verdauungsbeschwerden und Schmerzen. Außerdem kannst du in einer Spalte notieren, warum du gegessen hast, um herauszufinden, ob du vielleicht in bestimmten Situationen den Wunsch nach besonderen Lebensmitteln verspürst. Klassiker dafür könnten sein, Süßes zu essen, wenn du dich geborgen fühlen möchtest, oder zu essen, um eine emotionale Leere zu füllen. Aber auch der Heißhunger auf bestimmte Lebensmittel kann einen Mehrbedarf an Nährstoffen bedeuten, z. B. der typische Schoko-Heißhunger kurz vor der Regel, durch den der Körper versucht, durch die enthaltene Vorstufe unseres Glückshormons Serotonin und durch Magnesium Stimmungsschwankungen und Muskelkrämpfen vorzubeugen.

Ernährungstagebuch

Wann? (Datum & Uhrzeit)	**Was?** (genaue Bezeichnung, z. B. Weizenbrötchen, Gouda alt)

Warum? (z. B. Hunger, Appetit, Langeweile, Frust)	**Symptome/Gefühle** (z. B. Genuss, Übelkeit, schlechtes Gewissen, Freude, Unwohlsein)

Verwende dein Tagebuch gerne auch, um dich besser kennenzulernen. So lernst du, wann du zum emotionalen oder Stressessen neigst, und kannst dir alternative schöne Rituale schaffen, um dir auf einem anderen Weg etwas Gutes zu tun. Wenn du magst, kannst du auch ein Dankbarkeitstagebuch integrieren, in dem du dir alle positiven Dinge bewusst machst, die an deinem Tag passiert sind. Gerade wenn dein Tag gefühlt in Summe mal nicht gut war, kannst du so die kleinen schönen Momente herausarbeiten, um deine Perspektive ein bisschen ins Positive zu verschieben.

Solltest du das Gefühl haben, trotz Tagebuch gar keinen Anhaltspunkt zu finden, was welche Symptome auslöst, kannst du dir Hilfe bei einer Fachkraft für Ernährungsthemen suchen. Das können Ärzt*innen mit ernährungsmedizinischer Ausbildung, studierte Ernährungsberater*innen/-therapeut*innen oder Diätassistent*innen sein. Bei zertifizierten Fachkräften werden die Kosten für eine Ernährungsberatung (mit einer ärztlichen Notwendigkeitsbescheinigung/Verordnung) teilweise oder manchmal sogar komplett von deiner Krankenkasse übernommen.

Egal wie du dein Tagebuch nutzt, die Hauptsache ist, du nutzt es für dich. Wenn du merkst, dass dir die tägliche Dokumentation deiner Ernährung mehr Stress bereitet, als sie dir bringt, ist es vielleicht nicht das geeignete Werkzeug. Denn es soll eine Unterstützung und kein zusätzlicher Stressor sein.

Dein Entgiftungssystem

Einen kleinen Abstecher möchte ich zu deiner Leber und deinen Nieren bzw. Nebennieren machen. Sie spielen eine wichtige Rolle, wenn es um deine Hormongesundheit geht, und gehören zum natürlichen Entgiftungssystem des Körpers.

Deine Leber

Fangen wir mal mit der Leber an. Die hat neben dem Ab- und Umbau von Hormonen auch noch andere lebenswichtige Aufgaben. Zum einen sind in ihr Vitamine und Spurenelemente wie B-Vitamine gespeichert. Außerdem unterstützt sie unsere Verdauung tatkräftig mit Gallenflüssigkeit und hilft, durch Speicherung, Umbau oder Verarbeitung dabei, dich mit den Makronährstoffen Fett, Eiweiß und Kohlenhydraten zu versorgen. Du merkst schon, wenn deine Leber nicht richtig arbeitet, bekommst du über kurz oder lang ein ziemliches Problem. Und eine nicht funktionierende Leber kann sogar deine Fruchtbarkeit und den Zyklus beeinflussen.[16]

Deine Leber freut sich immer über ausreichendes Trinken und eine ausgewogene und abwechslungsreiche Ernährung mit vielen Nährstoffen. Auch Bitterstoffe aus Mariendistel, Löwenzahl, Chicorée oder Radicchio findet sie super, um zwischendurch zu regenerieren.

Wichtig ist, dass dein ganzes Abfallsystem, mit u. a. Darm, Leber und Nieren, funktioniert. Also fördere deine Darmgesundheit zusätzlich mit Ballaststoffen und probiotischen Lebensmitteln wie Naturjoghurt oder Kefir und schau, was du für deine Nieren, z. B. mit einer ausreichenden Flüssigkeitszufuhr, machen kannst.

Deine Nieren

Unsere Nieren sehen im Grunde aus wie 2 zu groß geratene Bohnen und sind haupt-

Entgiftungstee für die Leber

1 Tasse
⏲ 10 Min.

4 Blätter frischer oder 1 EL getrockneter Löwenzahn • 250 ml Wasser

- Löwenzahn in ein Teeglas geben (getrockneten am besten in einem Tee-Ei). Wasser aufkochen und damit den Löwenzahn übergießen. 10 Min. ziehen lassen und warm genießen.

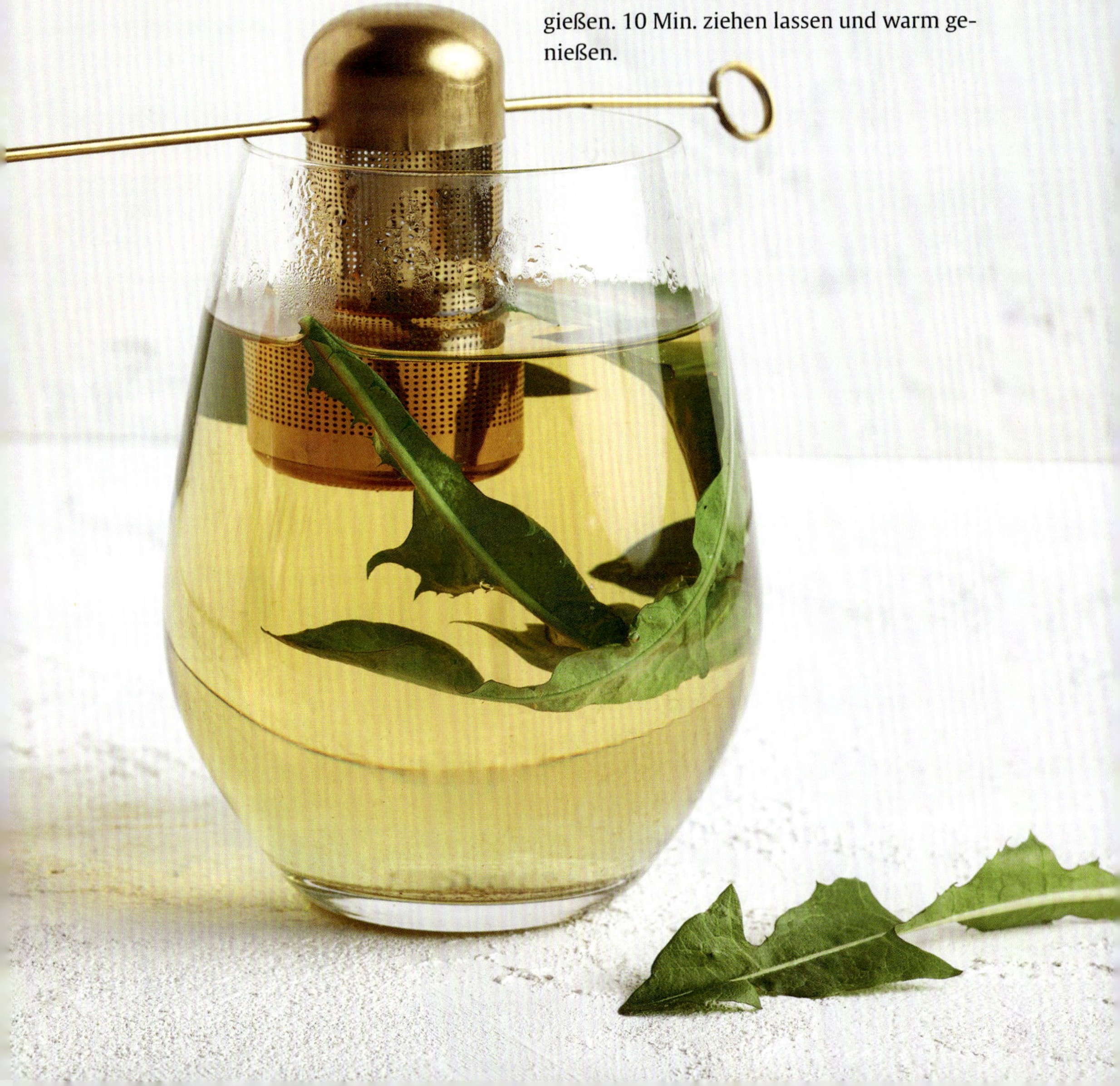

sächlich für die Bildung deines Urins zuständig. Sie regeln z. B. das Gleichgewicht von Säuren und Basen in deinem Blut, indem sie den pH-Wert regulieren und ebenfalls deinen Wasser- und Elektrolythaushalt. Somit sind sie auch dafür verantwortlich, wie hoch dein Blutdruck ist. Da du zu einem Großteil aus Wasser bestehst, kannst du dir ungefähr vorstellen, wie wichtig die Aufgabe deiner Nieren ist, alles zu filtern, damit du keine Probleme bekommst, und dafür zu sorgen, dass das Wasser nicht an den falschen Stellen im Körper auftaucht. Auch Säuren entstehen unentwegt in deinem Körper. Hier für Ausgleich zu sorgen und z. B. das Blut immer im richtigen pH-Bereich (Säure-Basen-Gleichgewicht) zu halten, ist ebenfalls eine wichtige Aufgabe deiner Nieren. Funktionieren sie nicht richtig, kann das Krämpfe begünstigen, weil z. B. Elektrolyte und Flüssigkeit fehlen.

Deine Nieren kannst du am besten unterstützen, indem du ausreichend Wasser trinkst und sie ausreichend mit Nährstoffen versorgst. Achte also auch für deine Nieren auf Abwechslung und ausreichend Nährstoffe auf deinem Speiseplan. Auch eine säurearme Ernährung, die pflanzenbasiert ist und wenig Fleisch enthält, kann deinen Nieren helfen.

Deine Nebennieren

Auch wenn die Nebennieren erst mal so klingen, als seien sie ein zweites Paar Nieren, beschreibt der Name »Nebenniere« eigentlich nur den Ort dieser endokrinen Drüse. Endokrine Drüsen sind Drüsen, die ihr Sekret nach innen abgeben, im Grunde wie Schweißdrüsen, nur dass sie Flüssigkeit und Mineralstoffe nicht nach außen, sondern nach innen abgeben. Sie liegen neben, besser gesagt, sogar wie walnussgroße Strickmützchen auf unseren Nieren. Sie sind der Teil des Körpers, der uns in der Vergangenheit das Überleben gesichert hat und der beim Zebra den Fluchtinstinkt auslöst, wenn es den Löwen sieht. Die Nebennieren bilden nämlich aus Progesteron Cortisol, unser Stresshormon, ebenso Adrenalin, das besonders in Schreckmomenten zum Tragen kommt, und ebenfalls aus Progesteron Aldosteron. Letzteres ist für unseren Salz- und Wasserhaushalt verantwortlich und sorgt somit auch dafür, dass Natrium- und Kaliumspiegel im Blut ausgeglichen und konstant bleiben.

Wenn deine Nebennieren überfordert sind, geht das häufig auf Kosten deines Hormonsystems. Dein Zyklus könnte dadurch unregelmäßig werden, der Eisprung ausbleiben und deine Schilddrüse aus dem Takt geraten, was zu Gewichtsverlust oder erschwerter Gewichtsabnahme bis zu Übergewicht führen kann. Jeder Stress von außen (Leistungsdruck, Beziehungsstress, existenzielle Ängste, wie Geldsorgen, Arbeits- oder Wohnungssuche) oder auch von innen durch Allergien, Koffein, bestimmte Medikamente, nährstoffarmes Essen oder die Belastung von anderen Organen wie Leber, Nieren oder deiner Darmflora kann eine zusätzliche Herausforderung für deine Nebennieren sein. Das kann dir insbesondere nach dem Eisprung auf die Füße fallen, wenn der Gegenspieler der nicht mehr benötigten Östrogene, das Progesteron, fehlt, weil es als Vorstufe von Cortisol und Aldosteron zur Bildung dieser Stresshormone oder zum Ausgleich eines unausgeglichenen Salz- und Wasserhaushalts herangezogen wird. Also versuch mal ein bisschen Dampf aus dem Kessel zu nehmen und gönne dir regelmäßig Pausen, um dein Stresslevel herunterzuregeln. Versuch

Koffein nur in Maßen zu dir zu nehmen und deinen Körper nicht noch zusätzlich mit Allergenen zu irritieren. Ansonsten hilft hier auch alles, was deiner Leber und den Nieren guttut. Achte einfach gut auf dich. Dein Zyklus wird es dir danken.

Was diese Organe gar nicht mögen

Was deine Nebennieren, Nieren und auch die Leber als zusätzliche Belastung ansehen, ist Alkohol. Der hat im Körper beim Abbau nämlich Vorrang vor allen anderen, sodass die regulären Arbeiten gerne mal liegen bleiben. Alle Nährstoffe und Energie werden in den Abbau des Alkohols gesteckt. Diese können dann am Ende deinem Körper zur Unterstützung bei deiner Endometriose fehlen. Dass dein System an Alkohol ganz schön zu arbeiten hat, merkst du auch daran, dass die Nächte nach dem Feiern oft sehr unruhig sind, da dein Körper ein Stück weit »wach bleiben« muss, um den Alkohol abzubauen. Denn nur im teilweise wachen Zustand bekommt deine Leber genug Energie zur Verfügung gestellt, um den für sie gefährlichen Alkohol abzubauen. Dadurch bleiben auch Hormone liegen, die der Körper nicht mehr benötigt und die abgebaut werden sollten, und gehen wieder zurück ins System. Heißt, nach dem Eisprung nicht mehr benötigte Östrogene gehen eine neue Runde in deinem Körper auf Tour und können unter Umständen deine Endometriose-Herde weiter anfeuern. Zudem enthalten einige alkoholische Getränke zusätzlich eine Menge Histamin, mit dem die Leber auch noch fertig werden muss, was den Abbauprozess verlängern und den Verbrauch von Nährstoffen und Energie weiter erhöhen kann.

Das Ende vom Lied: Deine Endometriose wird getriggert und Entzündungsprozesse werden begünstigt. Also gilt auch hier, weniger ist mehr. Sei gerade in der 2. Zyklushälfte besonders vorsichtig. Für alle, die vielleicht einen Kinderwunsch haben: Lass den Alkohol ganz weg. Sobald du schwanger werden möchtest, gib deinem Körper jede nur erdenkliche Möglichkeit, einen gesunden Zyklus zu unterstützen und genug Nährstoffe und Energie für neues Leben parat zu haben.

Hormonelle Abläufe

Das Verständnis darüber, wie ein natürlicher Zyklus aussieht und was dabei hormonell im Körper passiert, ist ein weiterer wichtiger Punkt im Umgang mit der Endometriose.

Dabei kann es helfen, sofern du einen natürlichen Zyklus hast, ein Zyklustagebuch zu führen oder auch eine Zyklus-App zurate zu ziehen.

Die Hormone

Für den Anfang: Hormone sind im Grunde nichts anderes als Boten. Sie vermitteln Informationen quer durch den Körper, aber auch in ihrem direkten Umfeld. Damit sie gut arbeiten können, brauchen sie Unterstützung, z. B. in Form von Enzymen. Diese werden aus Proteinen oder aus Verbindungen von Proteinen mit z. B. Vitaminen, Mineralstoffen und Spurenelementen gebildet. Daher ist es auch so wichtig, auf deine Nährstoffzufuhr zu achten.

Wichtige Hormone während deines Zyklus sind u. a. das Östrogen Östradiol (sowie weitere Östrogene), das Gestagen Progesteron sowie das follikelstimulierende Hormon (FSH) und das luteinisierende Hormon (LH).

Diese 4 zentralen Hormone sorgen für einen reibungslosen Ablauf während des Zyklus. Sie wirken sich aber nicht nur auf deinen Zyklus in Bezug auf die Lage deiner Gebärmutter und der Zervixschleimkonsistenz aus, sondern u. a. auch auf Körpertemperatur, Stimmung, Hautbild und Aussehen.

Östrogene

Wenn es um Endometriose geht, wird häufig über die Östrogene gesprochen, die im Laufe des Zyklus eine wichtige Rolle übernehmen, aber auch deine Endometriose befeuern können. Eine wichtige Funktion der Östrogene ist das Wachstum der Gebärmutterschleimhaut. Sie haben aber auch Auswirkungen auf alle anderen deiner weiblichen Geschlechtsmerkmale, deine Knochendichte oder die Spannkraft deiner Haut. Wenn du zu wenig Östrogene im Körper hast, kann deine Knochendichte abnehmen, dein Eisprung ausbleiben, deine Psyche und dein Liebesleben leiden und die Haut austrocknen. Im Gegenzug dazu stehen zu viele

Östrogene in Verbindung mit Migräne, starken Regelblutungen, Wassereinlagerungen und psychischen Problemen.

FSH & LH

Das follikelstimulierende Hormon (FSH) regt die Reifung von Follikeln in den Eierstöcken an. Die Anzahl der gebildeten Follikel kann stark variieren, in den meisten Fällen reift jedoch nur einer zu einer Eizelle heran, die befruchtet werden und sich in der Gebärmutter einnisten kann. Ist der Follikel ausgereift, wird das luteinisierende Hormon (LH), angeregt durch die Östrogene, ausgeschüttet und löst den Eisprung aus. Eisprung heißt es deshalb, weil die reife Eizelle aus dem Follikel »springt« und vom Eileiter aufgenommen wird, um die Reise in die Gebärmutter anzutreten. Aus dem nun leeren Follikel bildet sich der Gelbkörper, der wiederum dafür sorgt, dass primär Progesteron freigesetzt wird.

Progesteron

Der natürliche Gegenspieler der Östrogene, das Progesteron, gehört zur Gruppe der Gestagene, auch Gelbkörperhormone genannt. Seine wesentliche Funktion ist es, die Gebärmutterschleimhaut zu schützen, um die Einnistung einer Eizelle zu ermöglichen und somit eine Schwangerschaft aufrechtzuerhalten. Es reguliert außerdem die Blutgerinnung und spielt eine wichtige Rolle für unsere Psyche. Als Vorstufe unseres Stresshormons Cortisol wird es in Stresssituationen jedoch auch relativ schnell anderweitig verbraucht, was zu niedrigen

Der Zyklus in seinem Verlauf

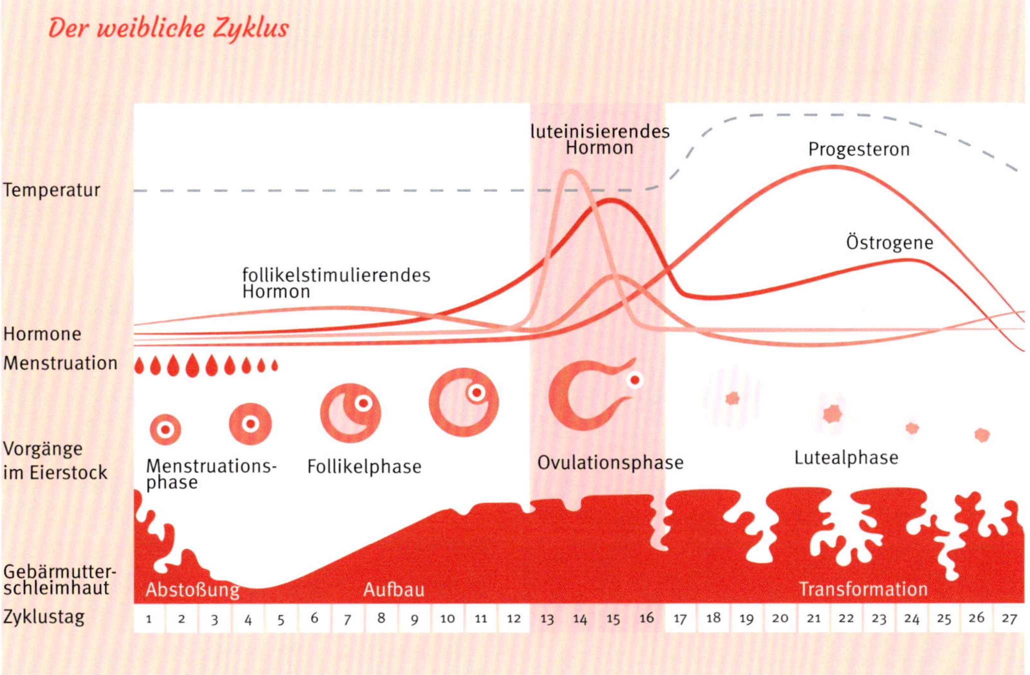

Breitenbach V. Ganz intim. Stuttgart: TRIAS; 2020

Progesteronwerten und Mangelsymptomen führen kann. Folgen können das prämenstruelle Syndrom (PMS), Wassereinlagerungen, Zyklusstörungen oder im schlimmsten Fall Fehlgeburten sein. Aber auch Konzentrationsschwierigkeiten, Ängste oder Schlafstörungen sowie Probleme mit der Schilddrüse können mit deinem Progesteronlevel in Zusammenhang stehen. Ein Zuviel kann durch seine entspannende Wirkung Verstopfungen oder auch Durchfälle begünstigen, chronische Müdigkeit oder Schwindel hervorrufen und Menstruationsstörungen zur Folge haben.

Dieses empfindliche Gleichgewicht kann jedoch durch ganz unterschiedliche Faktoren beeinflusst werden. Dazu gehört an allererster Stelle psychischer wie physischer Stress. Für letzteren können unter anderem eine ungesunde Ernährungsweise, mangelnde Bewegung, hormonell wirkende Stoffe in Kosmetika, Kunststoffen und Pflanzenschutzmitteln verantwortlich sein. Zudem sorgen bestehende chronische Erkrankungen sowie Schmerzen ebenso für mehr Stressreaktionen in unserem Körper.

Auf der psychischen Ebene können verschiedenste Ängste, eine unausgewogene Work-Life-Balance, eine unsichere finanzielle oder berufliche Lebenssituation oder auch Beziehungsprobleme verantwortlich sein. Wie sich solche Stressfaktoren im Detail auf deinen Körper auswirken und was du dagegen tun kannst, findest du in den Kapiteln »Entzündungen reduzieren« (Seite 59) und »Stress im Kopf = Stress im Körper« (Seite 90).

Nährstoffe für Zyklusphasen und Endometriose

Für einen reibungslos ablaufenden Zyklus gehört eine Menge Arbeit für deinen Körper dazu. Dass das nicht immer so einfach ist, sieht man an der Anzahl gynäkologischer Erkrankungen und den vielen von ungewollter Kinderlosigkeit Betroffenen. Zahlreiche unterschiedliche Prozesse sind an dem Ablauf des Zyklus beteiligt, der teilweise noch nicht ausreichend geklärt ist. Es gibt trotzdem ein paar Punkte, die du für dich angehen kannst, um deinen Körper zu unterstützen.

Zuallererst: Unser Zyklus und somit auch unser Körper sind von dem abhängig, was wir mit ihm tun. Wenn wir Letzterem also ausreichend Makro- und Mikronährstoffe geben, ist die Freude erst mal groß. Makronährstoffe sind Kohlenhydrate, Fette und Eiweiß, auch Protein genannt. Mikronährstoffe sind dann so Bestandteile wie Vitamin A, Eisen oder Magnesium. Wie du die in ausreichender Form bekommst, erfährst du vor allem im Kapitel »Wichtige Nährstoffe bei Endometriose« (Seite 50).

Allgemein können in unterschiedlichen Zyklusphasen verschiedene Nährstoffe den natürlichen Ablauf des Zyklus unterstützen. Aber auch wenn du Hormone im Dauerzyklus einnimmst, kann es helfen, auf die folgenden aufgeführten Nährstoffe zu achten und die genannten Lebensmittel allgemein regelmäßig in deine Ernährung mit einzubauen.

Der Start – deine Menstruationsphase

In der Menstruationsphase sind durch den Blutverlust besonders Eisen und Flüssigkeit für deinen Körper unerlässlich. Eisen findest du in vielen Lebensmitteln, diese müssen nicht unbedingt tierisch sein. Hirse, Haferflocken, Sesam oder auch Brennnesseln können vor allem in Kombination mit an Vitamin C reichen Lebensmitteln zu einer gesunden Versorgung beitragen. Gerade um Krämpfen während deiner Regel entgegenzuwirken, kann es helfen, magnesiumhaltige Lebensmittel zu essen. Magnesium ist in vielen Kernen und Nüssen enthalten, sodass du auch als Veganer*in gut versorgt sein kannst. Zink hilft dir in dieser Phase besonders, deinen Wasserhaushalt zu regulieren und so zusätzlich Krämpfen vorzubeugen, und unterstützt dich insgesamt in Sachen Fruchtbarkeit, da es u.a. an der Bildung von Progesteron und Östrogenen beteiligt ist.

Da du über deine Regelblutung nicht nur Eisen, sondern auch Flüssigkeit verlierst, achte besonders in dieser Phase darauf, dass du ausreichend trinkst. Die besten Getränke sind ungesüßte Früchte- und Kräutertees und selbstverständlich Wasser. Was auch helfen kann, deinen Flüssigkeitshaushalt aufzufüllen, sind wasserreiches Obst und Gemüse, wie Gurke oder Wassermelone. Oder du isst häufiger mal eine Suppe. Die wärmt zudem schön von innen und hilft dadurch auch zusätzlich beim Entspannen.

Phase zwei – die Follikelphase

Die Follikelphase dient im Grunde dazu, deinen Körper auf eine Schwangerschaft vorzubereiten. Die Hormonspiegel beginnen zu steigen und dabei kannst du sie unterstützen. Zum einen durch eine gesunde Basis aus einer gemüsereichen und bunt gemischten Lebensmittelauswahl, zum anderen aber durch ausreichend Proteine. Proteine sind im Körper für die Bildung von Hormonen unerlässlich, daher sollten proteinhaltige Lebensmittel auf deinem Speiseplan nicht fehlen. Viele davon haben jedoch den Effekt, dass sie hormonähnlich auf den Körper wirken können oder selbst Hormone enthalten. Zu ihnen gehören z.B. Fleisch, Milch- und Sojaprodukte. Grundsätzlich solltest du mit einer östrogenabhängigen Erkrankung darauf achten, deinen Körper, egal in welcher Phase, nicht zu sehr mit zusätzlichen Hormonen zu belasten. Trotz allem können wir davon ausgehen, dass in dieser Phase unseres Zyklus der Körper besser mit hormonellen Einflüssen von außen klarkommt und diese für den Verlauf des Zyklus nutzen kann.

Jetzt ist auch der richtige Zeitpunkt, um fermentierte und gekeimte Lebensmittel in deinen Speiseplan zu integrieren, um damit die Darmflora zu pflegen. Zu ihnen gehören Joghurt, Kefir, Kimchi oder Sprossen. In dieser Phase werden Lebensmittel mit Histamin – z.B. alter Hartkäse, Rotwein, Tomaten, Schokolade und Alkohol im Allgemeinen oder Geräuchertes – häufig besser vom Körper toleriert, da Histamin, das auch bei allergi-

Betroffenentipp

»Ich habe immer darauf geachtet, dass ich ausreichend trinke, und habe mich gar nicht weiter über meinen aufgeblähten Bauch gewundert, bis ich dann über mein Ernährungstagebuch und die Ernährungsberatung festgestellt habe, dass die Kohlensäure im Wasser meinen Endobelly mit hervorgerufen hat. Mein kleiner Tipp: Achte mal darauf, ob Kohlensäure auch einen Effekt auf deinen Bauch hat, und wenn ja, steig lieber auf weniger Kohlensäure oder stilles Wasser um.«

schen Reaktionen gebildet wird, Einfluss auf unseren Hormonspiegel nimmt. Es kann das Ansteigen des Hormonspiegels vor dem Eisprung unterstützen. Wenn du empfindlich auf Histamin aus Lebensmitteln reagierst, ist es sinnvoll, zu keinem Zeitpunkt vermehrt Histamin zu dir zu nehmen. Es kann jedoch sein, dass es in dieser Phase vom Körper besser toleriert wird. (Mehr Informationen zu Histamin findest du im Kapitel »Allergien, Intoleranzen und Co.«, Seite 73.)

Die »Mitte« – der Eisprung

Natürlich ist der Eisprung nicht wirklich in der Mitte deines Zyklus, sondern oft an den Tagen 10 bis 14. Wann er genau stattfindet, kannst du mithilfe von Zyklustagebüchern oder -apps herausfinden. Auch Ovulationstests helfen dabei.

In der Zeit um deinen Eisprung, der Ovulationsphase, kannst du deinen Körper schon darauf einstimmen, die Hormone, die dann auf dem Höhepunkt sein werden, im Anschluss wieder abzubauen. Das passiert in erster Linie über die Leber. Daher ist es wichtig, besonders in dieser Phase umsichtig mit ihr zu sein. Achte darauf, wirklich nur das zu essen, was du verträgst. Versuch vielleicht sogar mal weizen- oder glutenfrei zu essen, um deinen Darm zu entlasten. Es bedeutet jedoch nicht, dass du dich zwangsläufig glutenfrei ernähren musst. Manchmal reicht es auch schon, mehr Ballaststoffe in die Ernährung einzubauen. Du findest sie z. B. in der Schale von Obst und Gemüse oder in Vollkornprodukten. Wenn du aber für dich merkst, dass beispielsweise der Verzicht auf Weizen deiner Verdauung langfristig hilft, ist nun der richtige Zeitpunkt, um damit zu beginnen und vielleicht auf Dinkel- oder Roggenmehl umzustellen.

In dieser Phase hilft Kalzium schon vorbeugend gegen mögliche PMS-Symptome, da es die Nerven, also deine Psyche, beruhigt. Auch allergische Reaktionen mit Histaminausschüttung können so positiv beeinflusst werden, da Kalzium die Reaktion hemmen kann. Du findest es nicht nur in Milchprodukten, sondern auch in vielen pflanzlichen Lebensmitteln. So kannst du eine mögliche Ausschüttung von Östrogenen durch das Histamin umgehen und mit Brokkoli, Süßkartoffeln, Quinoa, Chia oder Rucola und den darin enthaltenen Ballaststoffen auch noch zusätzlich etwas für deine Darmgesundheit tun. Solltest du langfristig GnRH-Agonisten einnehmen, achte bitte ganz besonders auf deine Kalziumaufnahme und darauf, dass dein Körper durch die Sonne oder die Unterstützung von Nahrungsergänzungsmitteln genug Vitamin D zur Verfügung hat, um deine Knochen in dieser Phase des Zyklus besonders zu unterstützen.

Um allgemein alle entzündungsfördernden Prozesse im Körper zu reduzieren, helfen dir Antioxidanzien. Insbesondere das Antioxidans Glutathion hilft bei der Entgiftung unseres Körpers und dadurch ganz besonders deiner Leber. Es kann aus Aminosäuren im Körper gebildet werden, hilft beim Abbau von potenziell schädlichen Stoffen und schützt so das ganze Immunsystem. Da bei vielen chronischen Erkrankungen der körpereigene Glutathionspiegel aufgrund des höheren Stresses im Körper niedrig ist, sollte darauf geachtet werden, genug Lebensmittel mit Glutathion auf dem Speiseplan zu haben.[17] Wichtig für die körpereigene Glutathionbildung ist Magnesium, da es an der Verbindung der 3 Aminosäuren, aus denen Glutathion besteht, beteiligt ist. Natürlich sind an der Bildung, am Abbau und der Ausscheidung nicht nur Magnesium

Bunter Obstsalat

Für 4 Portionen
⏲ 15 Min.

400 g Ananas • 1 Mango • 1 Granatapfel • 2 Äpfel • 1 Stängel Zitronenmelisse • 250 g Heidelbeeren • 25 g Nüsse oder Kerne (z. B. Walnüsse, Sesam, Cashewkerne, Mandeln)

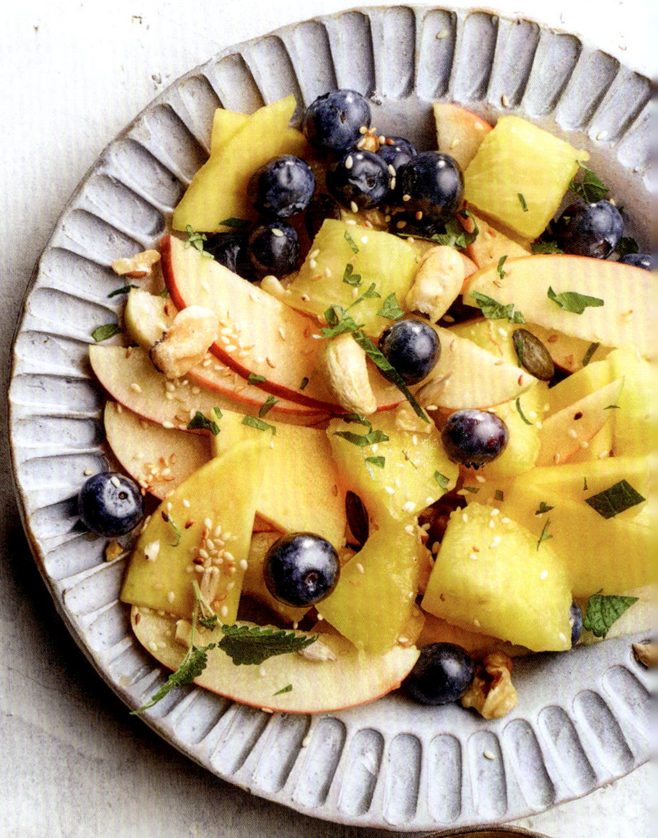

- Ananas in Stücke schneiden. Mango in dünne Spalten schneiden und halbieren. Granatapfelkerne herauslösen. Äpfel waschen achteln und in Scheiben schneiden. Blätter der Zitronenmelisse abzupfen und fein hacken.
- Heidelbeeren mit dem restlichen Obst in einer Schale vermengen und auf 4 Schalen aufteilen. Zitronenmelisse und Nüsse oder Kerne darüberstreuen.

Tipp Wenn du so viel Fruchtzucker nicht gut verträgst, kann es helfen, den Obstsalat mit Joghurt zu kombinieren.

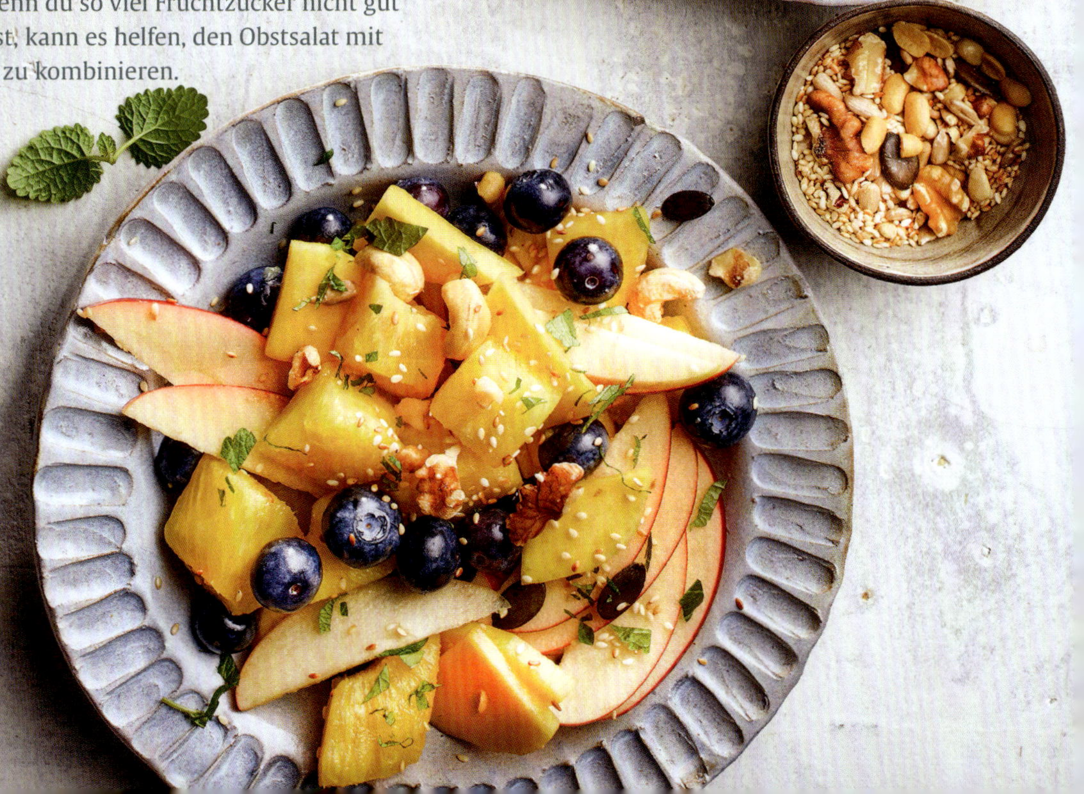

und Energie beteiligt, sondern auch andere Nährstoffe wie Selen, Vitamin C oder die B-Vitamine. Ein paar Lebensmittel, die helfen, den Glutathionspiegel in der Leber zu erhöhen, sind Rosmarin, Mariendistel oder Kurkuma, aber auch Hähnchenbrust, Gurken, Kartoffeln, Kreuzblütler wie Brokkoli oder Grünkohl oder frischer junger Spinat und Grapefruits.

Wenn du gerade einen Kinderwunsch haben solltest, kann es helfen, rund um den Eisprung besonders gut auf Antioxidanzien inklusive Glutathion zu achten. Dabei hilft Beerenobst, aber auch Knoblauch oder Kreuzblütler wie Brokkoli, Blumen- oder Grünkohl. Teste aber bei Knoblauch und Kreuzblütlern individuell, wie gut du sie verträgst, und kombiniere sie gerne mit Kräutern wie (Kreuz-)Kümmel, Fenchel oder Koriander, um deine Verdauung zu unterstützen. Voraussetzung ist natürlich, dass du alles gut kaust, um deine Verdauung anzuregen und deinem Körper zusätzliche Arbeit zu ersparen.

Der Showdown – deine Lutealphase

Wir kommen in die letzte Phase deines Zyklus, die Lutealphase. Der Körper baut nach und nach die Hormone ab und freut sich auch dabei wieder über deine Unterstützung. Neben Kalzium, Magnesium und Ballaststoffen helfen insbesondere B-Vitamine deiner Leber beim Abbau von Hormonen wie den Östrogenen. Schöner Nebeneffekt: Sie unterstützen deine Psyche und beugen dadurch auch Gelüsten auf Süßkram und Stimmungsschwankungen vor. Mit Ausnahme von Vitamin B12 sind alle B-Vitamine auch in pflanzlichen Produkten enthalten. Willst du dich gänzlich vegan ernähren, kannst du Vitamin B12 als Nahrungsergänzungsmittel einnehmen. B-Vitamine sind wasserlöslich und freuen sich über Unterstützung aus den eigenen Reihen, sprich: Probiere es zur besseren Aufnahme mit B-Vitamin-Kombipräparaten.

Deine Psyche, deine Leistungsfähigkeit und das Immunsystem werden durch gesunde Fettsäuren, die Omega-3-Fettsäuren, unterstützt. Pflanzenöle wie Leinöl oder Rapsöl können dir dabei helfen. Zudem kannst du 1- bis 2-mal die Woche fetten Seefisch essen. Versuche es alternativ mit einem veganen Nahrungsergänzungsmittel auf Mikroalgenbasis. Was diese Fettsäuren genau im Körper bewirken können, findest du ausführlicher im Kapitel zu Omega-3-Fettsäuren (Seite 66). Solltest du gerade nach deinem Eisprung schnell mal Wasser einlagern, können entwässernde Lebensmittel helfen. Dazu zählen Brennnessel, Ingwer oder auch (Zitronen-)Melisse. Insbesondere Ingwer hilft dem Körper zudem, Entzündungen im Körper vorzubeugen und gesunde Zellen zu fördern. Zitronenmelisse unterstützt zusätzlich die Verdauung. Bei Wassereinlagerungen kann es außerdem helfen, bei Salz und Zucker etwas kürzer zu treten, da beide Wasser im Körper binden.

Bei allen diesen Tipps ist immer wichtig, dass du auf deinen Körper achtest. Insbesondere Probleme mit dem Magen-Darm-Trakt solltest du gut im Blick behalten, um sie auf bestimmte Lebensmittel zurückführen zu können.

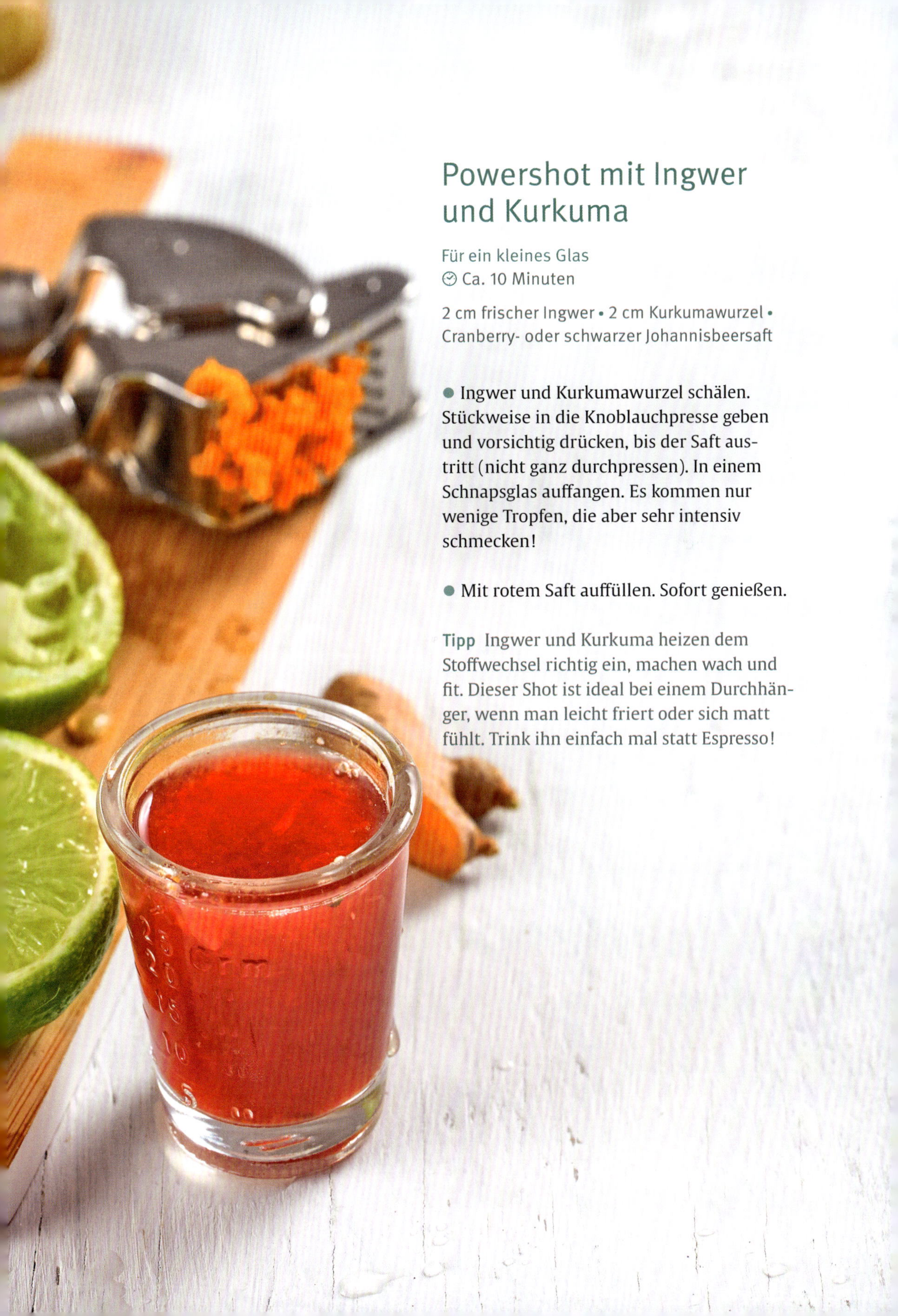

Powershot mit Ingwer und Kurkuma

Für ein kleines Glas
⏲ Ca. 10 Minuten

2 cm frischer Ingwer • 2 cm Kurkumawurzel • Cranberry- oder schwarzer Johannisbeersaft

- Ingwer und Kurkumawurzel schälen. Stückweise in die Knoblauchpresse geben und vorsichtig drücken, bis der Saft austritt (nicht ganz durchpressen). In einem Schnapsglas auffangen. Es kommen nur wenige Tropfen, die aber sehr intensiv schmecken!

- Mit rotem Saft auffüllen. Sofort genießen.

Tipp Ingwer und Kurkuma heizen dem Stoffwechsel richtig ein, machen wach und fit. Dieser Shot ist ideal bei einem Durchhänger, wenn man leicht friert oder sich matt fühlt. Trink ihn einfach mal statt Espresso!

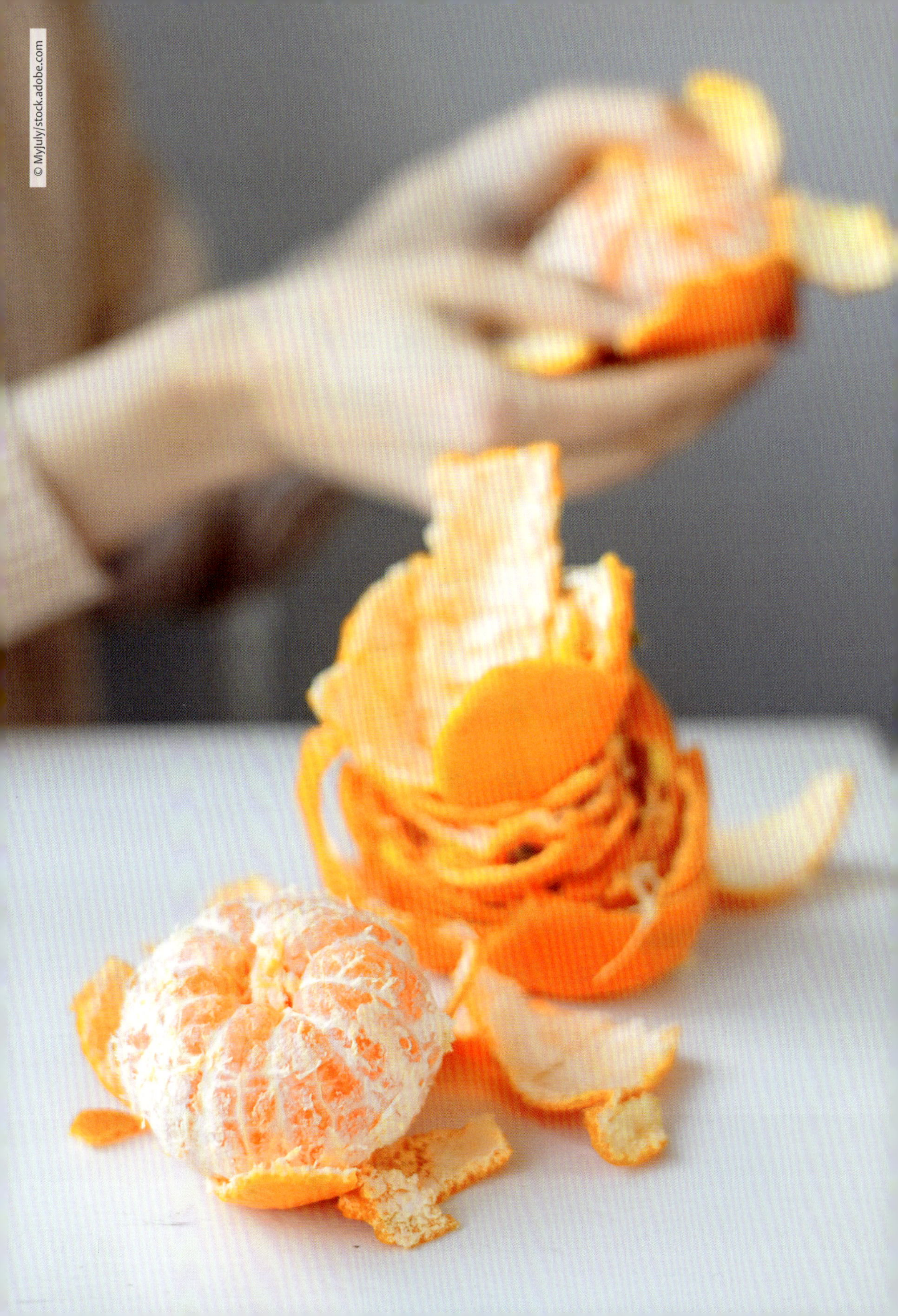

Talking about Food

Erfahre hier, welche entscheidende Rolle die Ernährung auf deine Endometriose haben kann und wie du die Power der Lebensmittel für dich nutzen kannst.

Die Basis für eine gesunde Ernährung

Die Basis für eine gesunde Ernährung aufzubauen, ist in der Theorie gar nicht so kompliziert.

Um für dich die richtige Ernährung zu finden, ist es erst einmal wichtig, dass du dir eine gesunde Basis schaffst, auf die du aufbauen kannst. Diese Basis umfasst viel mehr als nur die Ernährung und kann an der einen oder anderen Stelle im Laufe der Zeit auch noch modifiziert werden. Wichtig zu wissen ist: Alles, was hier steht, kann dir helfen. Es liegt an dir, wie viel du davon zulässt. Viele Betroffene kommen zu mir und wollen »nur« etwas an ihrer Ernährung ändern, dabei geht es um die Anpassung des gesamten Lebensstils. Dazu gehören ebenso Bewegung, Verzicht aufs Rauchen und ein gutes Stressmanagement. Aber lass uns doch mal tiefer in eine gute Ernährungsbasis einsteigen.

Der gesunde Teller

Die Deutsche Gesellschaft für Ernährung (DGE) hat einen guten Vorschlag für eine unkomplizierte gesunde Ernährung: Du nimmst deinen Teller und teilst ihn einmal in der Mitte und eine Hälfte dann noch mal durch 2. So bekommst du eine Hälfte und zwei Viertel. Die Hälfte sollte primär mit Gemüse oder auch mit Obst gefüllt sein, und das gerne so, dass du am Tag auf 3 Portionen Gemüse kommst (dazu unten mehr, Seite 43). Auf das andere Viertel kommen dann die kohlenhydrathaltigen Zutaten – diese dürfen gerne auf Vollkornbasis sein, da so dem Körper mehr Ballaststoffe zur Verfügung gestellt werden, die dabei helfen, die nicht mehr benötigten und möglichweise sogar im Überfluss schädlichen Hormone und andere Bestandteile unserer Ernährung wieder aus dem Körper zu schleusen. Kohlenhydrate sind Kartoffeln, Vollkornreis oder z. B. Vollkornnudeln, aber auch Brot und alles, was grundsätzlich aus Getreide oder Pseudogetreide (Quinoa, Amarant, Chia) hergestellt wird. Das andere Viertel darf und sollte dann mit proteinreichen Lebensmitteln gefüllt sein. Proteinreich und arm an potenziell störenden Faktoren wie ungesunden Fetten ist z. B. helles Geflügelfleisch, aber auch magere Milchprodukte und Hülsenfrüchte wie Kichererbsen, Linsen oder

Kidneybohnen. Diese dürfen gerne auf diesem Viertel des Tellers einen Platz finden.

Achte bei den Lebensmitteln am besten darauf, dass sie gerade Saison haben und möglichst aus der Region kommen. So unterstützt du nicht nur die lokale Landwirtschaft, sondern tust auch noch etwas für deine Gesundheit, da die langen Transportstrecken häufig mit Einbußen von Vitaminen und Mineralstoffen einhergehen. Eine gute Alternative kann Tiefkühl-Obst oder -Gemüse sein, da es meist direkt nach der Ernte eingefroren wird und so die meisten Vitamine und Nährstoffe erhalten bleiben. Achte darauf, dass bei Obst kein Zucker und keine Säfte zum Süßen und beim Gemüse kein Salz und auch keine Zuckerarten zugefügt sind. Je ursprünglicher unsere Nahrung, desto besser.

Fünf am Tag

Egal ob du Fleisch und tierische Produkte isst, dich vegetarisch oder vegan ernährst, ein Punkt sollte immer abgedeckt sein: die »5 am Tag«. Was erst einmal ein bisschen kryptisch klingt, ist nichts anderes als die Empfehlung der DGE, über einen Tag hinweg 2 Portionen Obst und 3 Portionen Gemüse zu essen. Dabei gilt: je bunter, desto besser. Hintergrund ist, dass jegliches Obst und Gemüse, besonders wenn es unbehandelt, biologisch und somit frei von Pestiziden und anderen Schadstoffen ist, eine reine Nährstoffbombe für den Körper darstellt. Diese enthält je nach Farbe unterschiedliche Inhaltsstoffe, die gut für dein inneres Gleichgewicht sind: Ballaststoffe für die Darmgesundheit und Entgiftungsvorgänge im Körper und viele Mineralstoffe, Vitamine und Spurenelemente für unterschiedliche Stoffwechselvorgänge. Mehr zu den besonders wichtigen Vitaminen, Mineralstoffen und Spurenelementen findest du weiter hinten im Kapitel »Wichtige Nährstoffe bei Endometriose« (Seite 50).

Aber was ist eine Portion? Eine Portion richtet sich nach deiner eigenen Handgröße. Ein kleiner Apfel, der bequem in deine Hand passt, wäre damit eine Portion. Bei Salat sowie anderen vorgeschnittenen oder kleinteiligen Obst- und Gemüsesorten, wie Weintrauben, geschnittener Paprika oder tiefgekühltem Brokkoli, entspricht eine Portion dem Fassungsvermögen der zu einer Schale geformten Hände.

Wie häufig kommst du auf deine 5 Portionen und welches ist dein Lieblingsobst und -gemüse, das du immer wieder gerne verwendest? Ist das ganze Farbspektrum des Regenbogens abgedeckt? Überlege dir, welches Obst und Gemüse du häufig und vor allem gerne isst, und beobachte mal eine Zeit lang, ob und wie häufig du auf deine 5 Portionen Pflanzenenergie kommst.

Genug getrunken?

»Na, wie viel hast du heute schon getrunken?« Die Frage hört man von mir in der Beratung häufiger, und das aus gutem Grund. Wasser ist das, was unsere Körper am Laufen hält, es ist quasi der Hauptbestandteil des Treibstoffs unseres gesamten Körpersystems. Und wen wundert es, denn wir bestehen selbst zu 50–70% aus Wasser. Die Angaben sind je nach Geschlecht, Lebensalter, Körpermasse und Körperfettanteil unterschiedlich. Aber eins ist klar, wir sind auf Flüssigkeit von außen angewiesen. Verliert dein Körper nur 2–4% seiner Flüssigkeit, verringert sich die körperliche und geistige Leistungsfähigkeit um bis zu 20 %. Wasser befördert beispielsweise als Bestandteil unseres Blutes Nährstoffe in jeden Winkel unseres Körpers und Sauerstoff in die Zellen. Es hält die »Wassermühle« unseres Körpers am Laufen. Ich empfehle gerne 2, besser noch 2,5–3 l Flüssigkeit über den Tag verteilt aufzunehmen, um einen reibungslosen Ablauf im Körper zu gewährleisten. Dabei musst du nicht die ganze Menge trinken. Auch über Suppen oder andere Lebensmittel kann Flüssigkeit aufgenommen werden.

Der Darm kann nur ca. 200 ml pro 15 Minuten aufnehmen. Alles, was darüber hinaus getrunken wird, wird über die Nieren meist ungenutzt ausgeschieden und bringt dir nicht die nötigen Vorteile. Bevor du gänzlich verzweifelst, ein paar kleine Tipps von mir, wie du mit Wasser oder ungesüßten Tees ganz leicht auf deine 2 l, also rund 8 Gläser pro Tag kommst:

- Trinke direkt nach dem Aufstehen ein Glas Wasser, am besten warm, das kurbelt die Verdauung und somit auch unseren Entgiftungsapparat an und du kannst das erste Glas von deiner To-do-Liste streichen.
- Besorge dir, falls du noch keine hast, eine schöne Flasche für unterwegs. Achte dabei darauf, dass keine Weichmacher wie Bisphenol-A (BPA) oder andere hormonell wirkende Stoffe enthalten sind. Mit Glas- oder Metallflaschen bist du meist schon auf der sicheren Seite.
- Stell deine Trinkflasche immer ins Blickfeld, so wirst du regelmäßig daran erinnert zu trinken und kannst – bei einer Flasche mit 0,75 l – schon die nächsten 3 Gläser abhaken.
- Auch kleine Erinnerungshilfen in der Wohnung oder im Büro, wie deine Wasserflasche auf dem Tisch, ein Bild an der Wand oder dem Kühlschrank, oder Apps können dir helfen, über den Tag verteilt immer wieder ans Trinken zu denken.
- Hast du bis jetzt immer nur pure Säfte oder Limonaden getrunken? Versuch sie dir langsam abzugewöhnen, indem du die Getränke nach und nach mit mehr und mehr Wasser verdünnst. Was anfangs vielleicht ein bisschen komisch wirkt, schont dabei sogar langfristig den Geldbeutel und hilft dir, insgesamt nicht so viel Zucker aufzunehmen.
- Keine Angst vor Leitungswasser. In Deutschland wird das Leitungswasser häufiger auf Schadstoffe kontrolliert als jedes abgefüllte Flaschenwasser. Wenn du deinen Leitungen zu Hause nicht vertraust, helfen Filteranlagen dabei, dass du dich sicherer fühlst. Wenn du lieber Flaschenwasser trinken willst, nimm das Wasser aus Glasflaschen, so können keine Weichmacher in deinen Getränken landen, die deine Hormone beeinflussen können.
- Wenn dir Wasser allein zu langweilig ist, kannst du auch auf ungesüßte Tees umsteigen. Auch aromatisiertes Wasser mit Gurke, Minze, Zitronenmelisse oder Zitrusfrüchten (Zitrusöl) kann den Spaß am Wassertrinken fördern.

Verpackungen richtig lesen

Die richtigen Lebensmittel für sich zu finden, ist gerade in der heutigen Zeit gar nicht so leicht. Auf bunten Verpackungen wird vermeintlich verbraucherfreundlich alles aufgezählt, was zum Kauf verleiten soll. Um dabei nicht in die üblichen Fallen zu tappen, gibt es ein paar einfache Tipps, die du befolgen kannst:

Infused Water

1 l
5 Min.

frisches Obst (z. B. Äpfel, Ananas, Pfirsiche) oder 1 Stück Salatgurke • frische Kräuter (z. B. Minze, Zitronenmelisse, Basilikum, Rosmarin) • 1 l Wasser

● Obst oder Gurke in Scheiben schneiden. Kräuter von den Stielen zupfen oder einfach ganz verwenden. Beides in eine Karaffe geben und mit kaltem Wasser aufgießen. Nach Belieben Eiswürfel dazugeben.

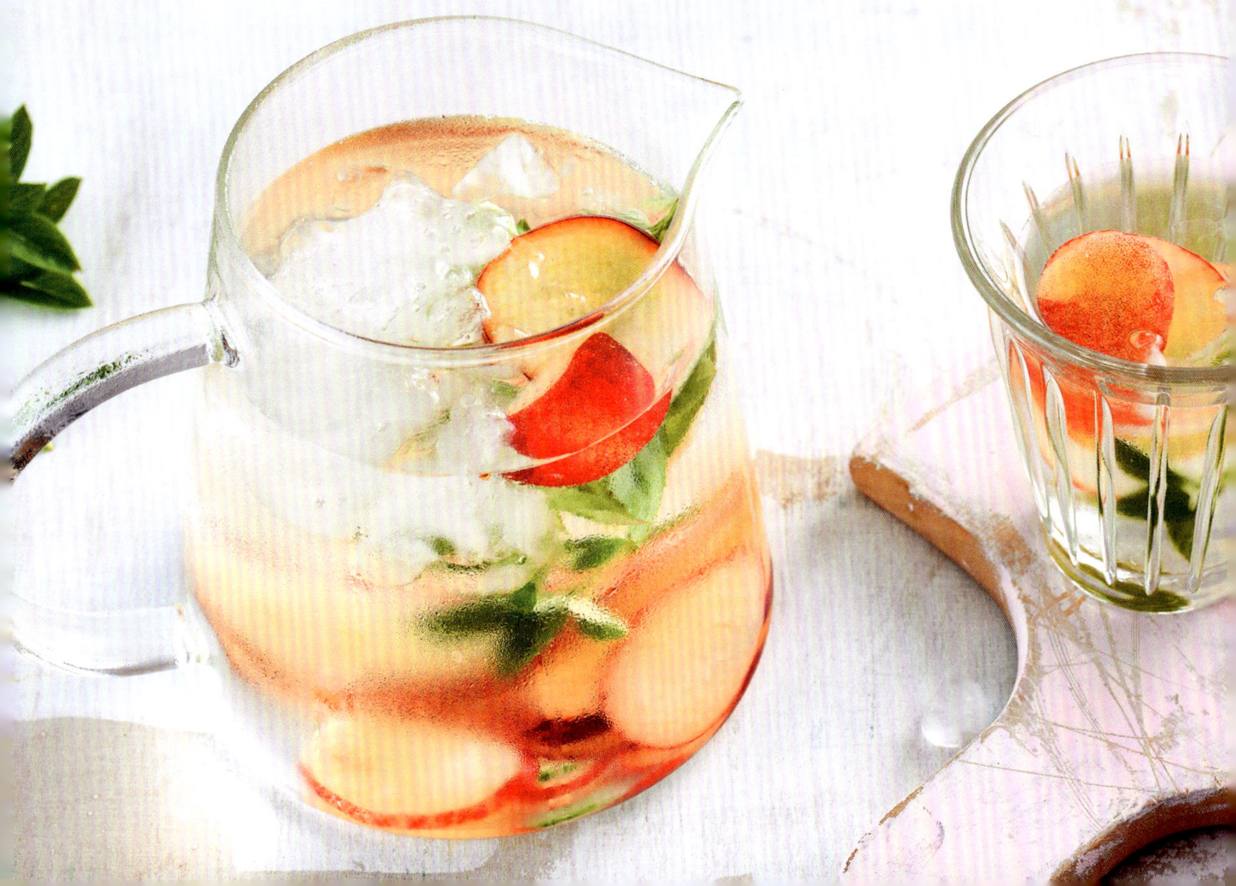

Meine Strategien und Tricks, um ausreichend Wasser zu trinken:

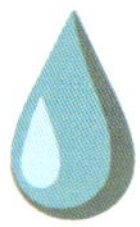

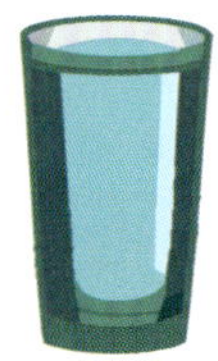

Halte hier deine persönlichen Trinkstrategien fest.

- Vergleiche die Produkte miteinander. Ist das eine wirklich so viel besser als die Konkurrenz?
- Schau in die Zutatenliste. Was ist enthalten?
- Wird von realistischen Portionsangaben ausgegangen? Eine Portion Cornflakes von 30 g sehen zwar in den Nährwertangaben toll aus, sind aber eher nicht das, was täglich in den Müslischalen landet.
- Wie viel ist allgemein in der Packung enthalten, gibt es vergleichbare Produkte, bei denen du mehr für dein Geld bekommst?
- Und lass dich vor allem nicht von tollen Bezeichnungen und Trendbegriffen blenden. »Zuckerfrei« heißt nicht, dass 0 % Zucker drinstecken, sondern nur, dass auf 1 l Getränk maximal 5 g Zucker enthalten sein dürfen. Mehr dazu im Kapitel »Zucker in Lebensmitteln« (Seite 63).
- Leider hilft uns auch die angepriesene Lebensmittelampel bzw. der Nutri-Score nicht wirklich, da sie lediglich Lebensmittelgruppen miteinander vergleichen. So schneiden Cornflakes mit Zuckerersatzstoff und höherem Ballaststoffanteil immer noch besser ab als die mit wenig Ballaststoffen und mehr Zucker, aber Cornflakes bleiben Cornflakes. Dass die bessere Müsli-Alternative z. B. Haferflocken sind und gezuckerte Cornflakes gegen sie in der Ampel eher dunkelrot anstatt gelb oder möglicherweise sogar grün leuchten sollten, wird in diesem System aktuell nicht berücksichtigt. Also vertrau lieber auf dein eigenes Wissen und Gefühl.

Die Zutatenliste

Wenn du dir die Zutatenlisten von Lebensmitteln anschaust, sind diese eigentlich immer gleich aufgebaut. Inhaltsstoffe, von denen am meisten enthalten ist, stehen vorne in der Aufzählung, die mit dem geringsten Anteil hinten. Alle Zutaten, die potenzielle Allergene sind, sollten hervorgehoben sein. Meistens sind diese dann dick oder kursiv gedruckt. Ich empfehle eher die Lebensmittel mitzunehmen, die kurze und vor allem verständliche Zutatenlisten haben. Wenn die auf der Verpackung aufgelisteten Zutaten nur aus kryptischen Begriffen wie

- E 160a (Beta-Carotin, findet sich natürlich etwa in Karotten und wird zum Färben z.B. von Käse genutzt),
- E 407 (Carrageen, aus der Rotalge, wird zum Andicken von Lebensmitteln verwendet und kann insbesondere bei sensiblen Magen-Darm-Trakten Verdauungsbeschwerden begünstigen und allergieähnliche Symptome hervorrufen),
- E 415 (Xanthan, wird ebenfalls zum Andicken von Speisen verwendet und kann in hohen Dosen abführend wirken) oder
- E 102 (Tartrazin, gelber Farbstoff, unter anderem mit allergischem Potenzial, vor allem für Menschen, die auf Benzoesäure und Aspirin mit allergischen Reaktionen reagieren)

bestehen, lass lieber öfter mal die Finger davon und nimm die Lebensmittel mit nach Hause, deren Inhaltsstoffe du verstehst. Meistens sind es genau die Produkte, die die Sprache deines Körpers besser sprechen und dadurch auch einfach weniger Beschwerden verursachen.

Zum Verständnis der Inhaltsstoffe von Lebensmitteln kann es helfen, Apps zu Hilfe zu nehmen, die auf potenziell schädliche Inhaltsstoffe hinweisen können. Diese Apps funktionieren im Grunde alle ähnlich. Nach dem Herunterladen der App kannst du während des Einkaufs den Barcode deiner Lebensmittel und Kosmetika einfach einscannen und dich so über die Inhaltsstoffe informieren. Detailliert kannst du dich sogar darüber informieren, warum manche Inhaltsstoffe nicht gut für dich sein könnten.

Ein paar der größeren Punkte, die immer wieder im Zusammenhang mit einer gesunden Ernährung, aber ganz speziell auch mit Endometriose auftauchen, werde ich in den folgenden Abschnitten aufgreifen.

Dein eigenes Müsli

Wenn du sichergehen möchtest, dass keine unerwünschten Zusatzstoffe in deinem Müsli sind, kannst du es auch einfach selbst mischen.

Zutaten, die sich dafür eignen:

- Haferflocken
- Haferkleie
- Nüsse, Kerne und Samen: Walnüsse, Mandeln, Sesam, Sonnenblumenkerne, Cashewkerne
- Kokosraspel
- Hanfsamen
- Flohsamenschalen
- Leinsamen
- Chiasamen
- Trockenfrüchte: Aprikosen, Pflaumen, Rosinen

Entweder du mischst dein Müsli für den Vorrat oder du stellst dir eine kleine Müsli-Bar wie im Hotel zusammen, von der du jeden Tag neu wählen kannst, worauf du Lust hast.

Gibt es gar keine Verbote?

Grundsätzlich halten Gesetze, Regeln und Verbote unsere Welt in geordneten Bahnen und schützen uns vor »falschen Fehlern«. Ich unterscheide gerne zwischen falschen und richtigen Fehlern. Falsche Fehler sind die, die uns nachhaltig schädigen, wie das Trinken von Spülmittel und das Essen von Düngemitteln. Aus richtigen Fehlern können wir lernen, und wir brauchen sie, um unser Leben zu verbessern. Das sind die klassischen »Aufstehen, Krone richten und weitermachen«-Situationen.

Gut, warum erkläre ich dir das? Ganz einfach: Um zu lernen, was wirklich gut für dich ist, musst du Fehler machen. Du musst erleben, was deinem Körper nicht guttut und wo deine eigenen Grenzen sind. Als erwachsener Mensch geht man nur allzu oft über diese Grenzen und bemerkt es meistens erst, wenn es zu spät ist. Also, was brauchst du, um aus deinen Fehlern zu lernen? Genau, du musst dir erst mal darüber bewusst werden, dass du einen Fehler gemacht hast. Das funktioniert am besten, wenn du lernst, dich zu beobachten. Wir arbeiten also ein Stück weit an deinem »Selbst-bewusst-Sein«.

Ich möchte, dass du unter meiner Anleitung deine eigenen Dos and Don'ts entwickelst und dir so deine eigenen Regeln schaffst. Diese könne dann vielleicht sogar das ein oder andere »Verbot« für dich enthalten, wenn du merkst, dass dir ein Lebensmittel nicht guttut. Wichtig ist aber, dir nicht von vornherein alles zu verbieten oder auf eigene Faust eine Ausschlussdiät zu machen. Geh einfach vorsichtig an das Thema Essen heran.

Allergie, Unverträglichkeit, Intoleranz?

Mache, auch deinem Geldbeutel zuliebe und um dich nicht in weitere Diäten zu stürzen und so für noch mehr Stress zu sorgen, einen Bogen um Allergietests, die nur das Immunglobulin G4 testen. Diese sind, nach Angaben des Deutschen Allergie- und Asthmabunds,[18] wenig aussagekräftig und können auch allgemein erhöhte Werte zeigen, wenn du – wie bei der Endometriose – entzündliche Vorgänge im Körper hast. Tests, die das aussagekräftigere Immunglobulin E (IgE) messen, werden in der Regel nur bei einem spezifischen Verdacht durchgeführt. Wenn du also durch Beobachtung ein spezifisches Lebensmittel in Verdacht hast, kannst du so eine klare Regel für dich finden. Ein weiterer Test, der dir weiterhelfen könnte, ist z. B. der Pricktest, den du bei Allergolog*innen oder dermatologischen Fachärzt*innen anfragen kannst. Dieser kann dir auch schon ein bisschen Orientierung geben. Allergien, Unverträglichkeiten und Intoleranzen sind aber auch die einzigen Verbote, die du für dich aussprechen solltest. Mehr dazu findest du im Kapitel »Allergien, Intoleranzen und Co.« (Seite 73).

Sei nicht zu streng mit dir

Mit einer »Ganz-oder-gar-nicht«-Einstellung kommst du meist nur bis zur nächstgrößeren Feier, danach habe ich schon die eine oder den anderen frustriert aufgeben sehen. Hab bitte immer im Kopf, dass deine Ernährung dir auf allen Ebenen guttun sollte, und da gehört auch der psychologische Aspekt dazu, dass du dir was gönnst. Wir wollen eine langfristige Verbesserung erzielen. Stress dich – und somit auch deinen Körper – daher nicht unnötig und gib dir genug Zeit, eine Ernährungsumstellung zu erarbeiten, die zu dir und allem, was du gerne in deinem Leben machst, passt.

Denke daran, es ist dein Leben, dein Körper, deine Endometriose und somit gelten auch deine Regeln. Du kannst diese so gestalten, wie du das brauchst. Dazu gehört auch, die Regeln so zu dehnen, dass sie perfekt für dich passen. Wenn du z. B. herausgefunden hast, dass Weizen nicht gut für dich ist, würden ganz viele deiner Lieblingssnacks (Kekse, Kuchen, Cracker) unter ein Verbot fallen. Du könntest jetzt in Verzweiflung ausbrechen und nie wieder Kekse, Kuchen oder Cracker essen. Oder du schaust, wie du deine Regeln mit alternativen Lebensmitteln so dehnen kannst, dass du trotzdem noch deinen Spaß hast. Das könnte heißen, Dinkelkekse zu kaufen oder Kuchen mit anderen Mehlsorten selbst zu backen. Verzichte nicht auf das Lebensmittel, sondern auf den Inhaltsstoff. Ganz klar, manche Alternativen sind besser, manche schlechter, aber am Ende ist es dein Leben und dein Kompromiss, den du mit dir selbst und deinem Körper eingehst. Schau, wie groß er heute sein darf.

Also unterstütze deinen Körper, indem du immer häufiger gesunde und bunte Ernährungsentscheidungen triffst, regelmäßig isst, damit dein Körper durch längere Energielöcher nicht in den Stress kommt und Heißhungerattacken vermieden werden können. Nichts muss dabei perfekt sein, denn Essen soll auch Spaß machen. Wichtig ist nur, dass du weißt, was in deinem Körper passiert.

Wichtige Nährstoffe bei Endometriose

Hier lernst du ein paar Nährstoffe kennen, die in Studien für Endometriose einen positiven Effekt gezeigt haben.

Die B-Vitamine

Die B-Vitamine unterscheiden sich chemisch und auch in ihrer Wirkung voneinander. Nichtsdestotrotz sind alle an der Energieversorgung des Körpers beteiligt, treten in Nahrungsmitteln oft gemeinsam auf und sorgen bei Mangel für Leistungsabfall, Müdigkeit und unausgeglichene Stimmung. Gerade in der 2. Zyklushälfte können sie PMS-Symptome reduzieren und den Abbau der nicht mehr benötigten Östrogene anregen.

Vitamin B1 Neben den bereits beschriebenen Funktionen der B-Vitamine kommt Thiamin, Vitamin B1, eine ausgleichende Funktion in Stresssituationen zu. Besonders bei Menschen, die im Laufe des Zyklus unter Stimmungsschwankungen leiden, kann dieses Vitamin helfen. Du findest B1 in Eiern, Milch, Vollkornprodukten und ungeschältem Vollkornreis. Das erforderliche 1 mg pro Tag hast du schon mit ca. 50 g Sonnenblumenkernen (z.B. in Körnerbrot) oder 75 g Grünkohl (im Smoothie oder einem Pfannengericht) abgedeckt.

Vitamin B2 Riboflavin, Vitamin B2, ist maßgeblich an unserem Stoffwechsel beteiligt und wirkt auf ihn regulierend. Dabei hilft es, Umweltbelastungen vorzubeugen und den Stress von außen gar nicht so sehr an deine Zellen herankommen zu lassen. Es wird primär in der Leber gespeichert. Gute Quellen für deine täglichen 1,1 mg sind dunkelgrünes Blattgemüse (z.B. 200 g Spinat), Vollkorngetreideprodukte (ca. 2 Scheiben Roggenvollkornbrot) ebenso wie Milch (60 g Käse oder 150 ml Milch mit 1,5 % Fett).

Vitamin B3 Vitamin B3 ist auch als Niacin bekannt und wird an unterschiedlichen Stellen im Körper gespeichert, u.a. in den Nieren, der Leber und dem Fettgewebe.
Es ist ein Regenerationsvitamin, trägt also dazu bei, dass sich dein Körper nach Anstrengung und Stress schnell wieder erholen kann. Außerdem unterstützt es dein Nervensystem bei einem reibungslosen Ablauf.

Niacin findest du in Erdnüssen, Pilzen, Kartoffeln oder Vollkornprodukten, aber auch in Rindfleisch, Erbsen oder Milchprodukten. Für die täglich benötigten 11–13 mg reichen 80 g Erdnüsse, 300 g Champignons oder 220 g Dinkelvollkornmehl, z. B. als Brot oder Pfannkuchen mit Erdnussmus und frischem Obst.

Vitamin B5 Pantothensäure (5 mg/Tag) wird oft gar nicht den B-Vitaminen zugeordnet, ist aber maßgeblich an der Entgiftung und der Bildung von Hormonen und anderen Botenstoffen beteiligt. Es wird in Leber und Nebenniere gespeichert und kommt in Eiern, Reis, Weizenkleie, Hülsenfrüchten und grünem Gemüse vor. Frische Preiselbeeren (roh 25–220 mg/100 g) oder Hering (9,3 mg/100 g) sind außerdem Pantothensäure-König*innen.

Vitamin B6 Ein für uns zentrales Vitamin ist das östrogenspiegelregulierende Vitamin B6, Pyridoxin. Zudem wirkt es entkrampfend, hilft bei der Entgiftung des Körpers direkt in der Leber, wo es auch gespeichert ist, und wirkt maßgeblich auf die Stimmung, was dir besonders bei PMS in der Lutealphase zugutekommen kann. B6 übernimmt im menschlichen Körper viele wichtige Funktionen, weil es elementarer Bestandteil einiger Enzyme ist. Es unterstützt den Umbau von Nahrungsprotein in körpereigenes Protein sowie die Bildung unseres Glückshormons Serotonin und ist auch an deinem Histaminstoffwechsel beteiligt. Dafür benötigt dein Körper täglich rund 1,4 mg Vitamin B6. Besonders in der 2. Zyklusphase kann dich ein Vitamin-B6-Mangel schnell aus dem Gleichgewicht bringen und Stimmungsschwankungen sowie Heißhungerattacken begünstigen. Außerdem kann B6 gegen Schwangerschaftsübelkeit helfen. B6 findest du in Getreideprodukten, Kernen und Nüssen, Fleisch und Fisch, getrockneten Bananen und vielen Kräutern. Je 100 g Pistazien oder Sonnenblumenkerne, aber auch 180 g Lachs decken deinen Tagesbedarf ab.

Vitamin B7 Biotin, Vitamin B7, kennen die meisten wahrscheinlich als das Vitamin für Haut, Haare und Nägel. Es regelt den reibungslosen Aufbau unserer Gene und Zellen und damit den Ablauf der Bildung von Haut, Haaren und Nägeln. Du findest deine tägliche Dosis von 40 µg u. a. in 2 mittelgroßen Eiern. Aber auch Gemüse (z. B. Chicorée 4,8 µg/100 g, Karotten 5 µg/100 g), Champignons (16 µg/100 g), Erdnüssen (34 µg/100 g), Haferflocken (Vollkorn 20 µg/100 g) und Fleisch liefern B7.

Vitamin B9 Folat (300 µg/Tag), Vitamin B9, wird primär mithilfe von Vitamin B12 in der Leber gespeichert und hat neben der Bildung der roten Blutkörperchen und dem Aufbau des Nervengewebes die Aufgabe, unseren Hormonzyklus zu regulieren. Zudem ist es wichtig für die Herstellung der Erbsubstanz und damit notwendig für das Wachstum und die Vermehrung von Zellen, auch in der Schwangerschaft. Folat kann im Körper sogar über einen längeren Zeitraum gespeichert werden, sodass wir uns eine Zeit lang aus den Speichern versorgen können. Es wird angenommen, dass die Speicher bei ausreichender Füllung sogar für 3–4 Monate ausreichen. Ein Mehrbedarf an Folat bzw. Folsäure kann zu Beginn der Schwangerschaft, aber auch während der Einnahme von hormonellen Verhütungsmitteln wie der Pille entstehen. Vielleicht fragst du dich jetzt: Und was ist mit Folsäure? Die ist nichts anderes als die künstlich hergestellte Form von Folat und du findest sie in Nahrungsergänzungsmitteln. Folat

Betroffenenerfahrung

»Ich hatte gerade in der 2. Zyklusphase immer extreme Stimmungsschwankungen und vor allem der monatliche Schokoladeneinkauf kurz vor meiner Menstruation gehörte zu meinen Ritualen. Dadurch, dass ich auf meine B-Vitamin-Aufnahme achte, kommt es immer öfter vor, dass ich die Schokolade im Grunde umsonst kaufe, weil mein Heißhunger und die schlechte Stimmung durch die ausreichende Versorgung mit B-Vitaminen schon viel besser geworden sind.«

ist in verschiedenen Kohlarten, Brokkoli (111 µg/100 g), Spargel (108 µg/100 g), Blumenkohl (125 µg/100 g), Kichererbsen (340 µg/100 g), Feldsalat (145 µg/100 g) und Walnüssen (77 µg/100 g) enthalten.

Vitamin B12 Cobalamin, Vitamin B12, ist der Promi unter den B-Vitaminen. Es hat viele wichtige Aufgaben im Körper. Neben der Unterstützung des Folatstoffwechsels ist es an der Bildung von roten Blutkörperchen, Erbmaterial und Eiweißbausteinen beteiligt. Problematisch dabei ist, dass B12 in gut verfügbarer Form nur in tierischen Produkten wie Fleisch, Ei, Fisch und Milchprodukten enthalten ist. Benötigt werden 4 µg pro Tag. Algen, Bierhefe (2 µg/10 g) und Sauerkraut können jedoch einen kleinen Teil dazu beitragen. Zum Glück ist es laut aktuellem Wissensstand das einzige wasserlösliche Vitamin, das der Körper über mehrere Jahre speichern kann – vor allem in der Leber. Das kann dazu führen, dass du auch als vegan essende Person über eine längere Zeit keinen Vitamin-B12-Mangel hast. Am besten lässt sich dein verfügbares B12 durch einen sogenannten Holo-TC-Test messen. Dieser ist aussagekräftiger als ein einfacher Blutserumtest, da er nur das Vitamin B12 anzeigt, das dein Körper auch wirklich nutzen kann, während der Serumtest den gesamten B12-Spiegel im Blut misst und deshalb ein Mangel oft erst zu spät erkannt wird.

Gerade bei einer veganen Ernährung, bei der sich der Speicher nach und nach leert, ist es also sinnvoll, darauf zu achten, rechtzeitig die Speicher aufzufüllen. Daher ist die Einnahme von Nahrungsergänzungsmitteln bei veganer Ernährung zu empfehlen. Dabei ist es sinnvoll, ein Kombipräparat mit anderen B-Vitaminen einzunehmen, da diese sich bei der Aufnahme unterstützen.

Carotinoide, Retinsäure und Vitamin A

Carotinoide wie das Beta-Carotin kennst du vielleicht aus roten Lebensmitteln. Beispielsweise enthalten Tomaten, Karotten, Kürbis und rote Paprika sie, aber auch Garnelen oder Spinat. Carotinoide wirken antikanzerogen (gegen Krebs), antioxidativ (schützen deine Zellen vor schlechten Einflüssen), entzündungshemmend und positiv auf dein Immunsystem. Für die aus Vitamin A gebildete Retinsäure wurde in einer Studie sogar die Möglichkeit aufgezeigt, dass sie das Fortschreiten der Endometriose unterdrücken könnte.[19] Für Vitamin A gibt es eine Tagesempfehlung von 700 µg (hierbei wird sich, sofern nicht anders angegeben, auf die Empfehlungen für Frauen ab 19 Jahren bezogen). Lebensmittel, die Vitamin A enthalten, sind Leber (6,6 mg/100 g), Karotten (835 µg/100 g), Süßkartoffeln

(709 µg/100 g), Wurzel- und Knollengemüse (ca. 684 µg/100 g), Spinat (469 µg/100 g) und getrocknete Aprikosen (458 µg/100 g). Du siehst, rein theoretisch kannst du dich gut mit Vitamin A aus Lebensmitteln versorgen, wenn du nur genug Obst und Gemüse in deinen Speiseplan einbaust. Ein Nahrungsergänzungsmittel ist eher nicht notwendig.

Wichtig: Vitamin A sollte, insbesondere als Nahrungsergänzungsmittel, nicht über Monate überdosiert werden. Gerade in der Schwangerschaft ist eher Vorsicht geboten und ein Nahrungsergänzungsmittel ist besser nur in Absprache mit der behandelnden Fachkraft einzunehmen, da es im schlimmsten Fall zu Missbildungen beim Fötus kommen könnte. Kopfschmerzen, Schwindel und Erbrechen sind die ersten, wenn auch sehr unspezifischen Signale für ein Überdosierung von Vitamin A.

Vitamin C

Vitamin C gehört mit zur »Abwehrpolizei« deines Körpers, zu den sogenannten Antioxidanzien. Dein Vitamin-C-Bedarf von rund 95 mg pro Tag lässt sich relativ leicht durch ausreichend Obst und Gemüse abdecken. Stimmt also deine »Basis«, stimmt meist auch dein Vitamin-C-Spiegel. Solltest du rauchen, nimm ruhig etwas mehr Obst und Gemüse zu dir. Es wurde nachgewiesen, dass durch den Stress und die Schäden, die beim Rauchen im Körper entstehen, mehr Abwehr in Form von Antioxidanzien, insbesondere Vitamin C benötigt wird. Um dir eine Orientierung zu geben, wie leicht die Versorgung mit Vitamin C aus Lebensmitteln ist, hier eine kleine Übersicht: Schwarze Johannisbeeren enthalten 200 mg/100 g, gelbe Paprika 180 mg/100 g, Brokkoli 89 mg/100 g.

Vitamin D

Der Großteil von Vitamin D kann nur im Zusammenhang mit Sonnenstrahlen in deinem Körper gebildet werden. Vitamin D senkt das Risiko für Autoimmunerkrankungen, Infekte, Depressionen und Osteoporose. Zudem besteht die Vermutung, dass es bei Frauen mit Endometriose nicht in ausreichendem Umfang gebildet wird. Es hilft dir, Stimmungsschwankungen auszugleichen, und kann sogar deinen Schlaf verbessern. Die Zufuhr über die Nahrung erfolgt in kleinen Mengen über fettreichen Fisch, Hähnchen oder Champignons. Allerdings können so nur maximal 20% deines Bedarfs gedeckt werden. Wichtig ist daher Bewegung an der frischen Luft, dabei reicht es aus, dich zwischen April und September je nach Hauttyp zwischen 15 und 25 Minuten am Tag in der Mittagssonne aufzuhalten und Gesicht, Dekolleté und Unterarme bescheinen zu lassen. Sollte die Befürchtung bestehen, dass Vitamin D nicht ausreichend gebildet wird, was vor allem in den Monaten von Oktober bis

Funfact

Der Spruch »Karotten essen macht gute Augen« stimmt übrigens nur teilweise. Vitamin A ist zwar am Sehvorgang beteiligt und hilft uns insbesondere im Dunkeln leichter zwischen helleren und dunkleren Flächen zu unterscheiden, aber deine eigentliche Sehkraft kann dadurch nicht wirklich verbessert werden.

März der Fall sein könnte, sind ein Bluttest und die Gabe eines Nahrungsergänzungsmittels sinnvoll. Gerade bei dunkler Hautfarbe kann es häufiger zu einem Mangel kommen, da du dich eine längere Zeit der Sonne aussetzen musst, um deinen Bedarf zu decken. Das Gleiche gilt für das regelmäßige Tragen einer Verschleierung. In diesem Fall kann eine Ergänzung helfen. Dein Körper braucht so ungefähr 20 µg Vitamin D3 pro Tag. Das entspricht den oft auf den Packungen von Nahrungsergänzungsmitteln angegebenen 800 internationalen Einheiten (IE oder IU für »International Units«). Vitamin D ist übrigens fettlöslich, wenn du es also als Nahrungsergänzungsmittel einnimmst, achte darauf, dass du es idealerweise mit einer Mahlzeit oder etwas Pflanzenöl zusammen schluckst. Es kann bis zu einem gewissen Grad im Körper, z. B. im Muskel- und Fettgewebe, gespeichert werden. So kannst du rein theoretisch auch in den Wintermonaten davon zehren, wenn du gefüllte Speicher hast.

Vitamin E

Vitamin E besitzt genauso wie die Vitamine A und C eine antioxidative Wirkung. Es ist ein fettlösliches Vitamin und kann deshalb aus deiner Nahrung nur zusammen mit etwas Öl oder Fett aufgenommen werden. Für Endometriose ist es auch gerade deshalb so interessant, weil es durch seine antioxidative Wirkung Entzündungen abschwächt und dein Erinnerungsvermögen in Form zu halten hilft. In der Kosmetikindustrie ist es besonders beliebt, weil es kleine Zellschäden, also Fältchen, ausgleichen kann und die Haut auch bei anderen Heilungs- und Regenerationsprozessen unterstützt. Vitamin E ist vor allem in pflanzlichen Ölen, Nüssen und Vollkornprodukten enthalten. Du benötigst täglich ca. 12 mg. Diese Menge findest du in 50 ml Rapsöl, 200 ml Leinöl, 8 ml Weizenkeimöl, 50 g Haselnüssen,50 g Mandeln oder 50 g Sonnenblumenkernen.

Eselsbrücke: Alle Vitamine, die in den Namen einer große Supermarktkette passen,

Antioxidanzien

Antioxidanzien helfen gegen freie Radikale. Das sind instabile Verbindungen, die nach Stabilität streben und dafür ein Elektron brauchen. Deshalb greifen sie andere, heile Bestandteile deines Körpers an, um ihnen das Elektron zu nehmen. Diesen Vorgang nennt man Oxidation. Das kannst du dir im Grunde vorstellen wie eine Tanzveranstaltung, auf der nur Paartanz veranstaltet wird und auf der aber eine Person alleine erscheint. Diese ist unser freies Radikal und versucht jetzt die Paare zu trennen, um auch jemanden zum Tanzen zu haben. Sobald ihm das gelungen ist, haben wir ein neues freies Radikal, was umherzieht, um jemanden zu finden. Das geht so lange als Kettenreaktion weiter, bis jemand kommt, der gerne seinen Tanzpartner abgeben möchte, weil er auch gerne alleine tanzt. Das ist das Antioxidans. Es springt sozusagen als Retter in der Not ein, um wichtige Hormone, Zellstrukturen oder sogar die DNS vor einer Schädigung zu schützen. Es gibt sein Elektron gerne ab und schützt deine Körperzellen vor dem Verfall.

nämlich E, D, K und A, gehören zu den fettlöslichen Vitaminen und sollten immer zusammen mit einer Mahlzeit oder gesunden Fettsäuren aufgenommen werden.

Eisen

Gerade durch starke Regelblutungen in einem natürlichen Zyklus verlierst du viel Eisen. Denn es ist im Blutbestandteil Hämoglobin (dem roten Blutfarbstoff) und im Myoglobin (einem Muskelprotein) für den Transport von Sauerstoff verantwortlich. Zudem spielt es eine wichtige Rolle bei der Energieversorgung deiner Zellen, der Bildung deiner DNS und auch bei der Abwehr von Infektionen. Die benötigten ca. 15 mg Eisen pro Tag, egal ob aus Lebensmitteln oder Nahrungsergänzungsmitteln, kannst du durch die gleichzeitige Aufnahme von Vitamin C oder Lebensmitteln, die Vitamin C enthalten, unterstützen. Gerade wenn du Eisenpräparate nicht so gut verträgst, kann es helfen, Nahrungsergänzungsmittel mit dem Protein Lactoferrin zu nehmen. Am besten verträglich für unseren Körper ist aber immer noch das Eisen aus unseren Lebensmitteln. Viele Gewürze enthalten einiges an Eisen, dafür müssten aber z. B. für 66,4 mg Eisen 100 g Kreuzkümmel gegessen werden. Trotzdem solltest du, gerade wenn du dich vegan ernährst, vielseitig in die Gewürzkiste greifen, um deinen Eisenhaushalt ein bisschen aufzupeppen. Thymian, Basilikum, Majoran, Kreuzkümmel und Kurkuma sind ganz vorne auf der Eisenliste. Eine gute vegane Quelle ist auch Paprika, die hat 21 mg pro 100 g und bringt sogar das für die Aufnahme benötigte Vitamin C direkt mit. Mit der richtigen Auswahl an Lebensmitteln kannst du also auch bei einer veganen Ernährung gut mit Eisen versorgt sein. Ausnahmen bestätigen natürlich die Regel, denn jede von uns verliert während ihrer Menstruation unterschiedliche Mengen an Blut. Also schau, dass du besonders während deiner Menstruation für Nachschub sorgst. Solltest du deine Hormone im Dauerzyklus nehmen, ist dein Bedarf an Eisen oft nicht so hoch und die Abdeckung über deine Ernährung könnte ausreichen.

Betroffenenerfahrung

»Gerade im Winter habe ich gemerkt, dass meine Stimmung oft im Keller war und mich meine Regelschmerzen auch vom Kopf her länger beschäftigt haben als im Sommer. Anzuerkennen, dass ich mit mehr als ›nur‹ schlechter Laune zu kämpfen hatte, fiel mir richtig schwer. Zu wissen, dass ich damit nicht alleine bin, eine gute Psychotherapeutin gefunden zu haben und endlich wieder die Kraft zu haben, auch im Winter auf meine Ernährung und insbesondere auf Vitamin D zu achten, hat mir so geholfen.«

Magnesium

Magnesium ist an unzähligen Stoffwechselprozessen im Körper beteiligt. Es hilft deinem Energiestoffwechsel sowie deinen Nerven, richtig zu funktionieren, und kann entkrampfend wirken. Ohne Magnesium keine Muskelarbeit und somit auch kein Herzschlag, keine Menstruation, keine Geburt und allgemein kein Leben. Du merkst also, Magnesium ist wirklich wichtig für deinen Körper. Du solltest laut DGE davon täglich 300 mg über die Nahrung auf-

Goldene Milch

FODMAP-arm, glutenfrei, histaminarm, laktosefrei
1 Glas
⏲ 10 Min.

1 EL gemahlene Kurkuma • 1 Stück Ingwer, frisch gerieben • 1 Prise Muskatnuss • 120 ml Wasser • 350 ml Haselnuss- oder andere Milch • 2 EL Ahornsirup • 1 TL Kokosöl • 1 Prise Pfeffer • 1 Prise Zimt

● Um die Milch zuzubereiten, wird eine Kurkuma-Paste hergestellt, die nach Geschmack mit der Milch verrührt werden kann. Dazu Kurkuma, Ingwer und Muskatnuss im Wasser unter Rühren aufkochen, bis eine dickflüssige Paste entsteht.

● Haselnussmilch in einem Topf erwärmen und Gewürzpaste, Ahornsirup, Kokosöl, etwas Pfeffer und Zimt einrühren.

Hinweis Durch die Kurkuma wird der Milch eine heilende Wirkung zugesprochen. In Kombination mit Ingwer und Muskatnuss hat sie eine antientzündliche und aktivierende Wirkung.

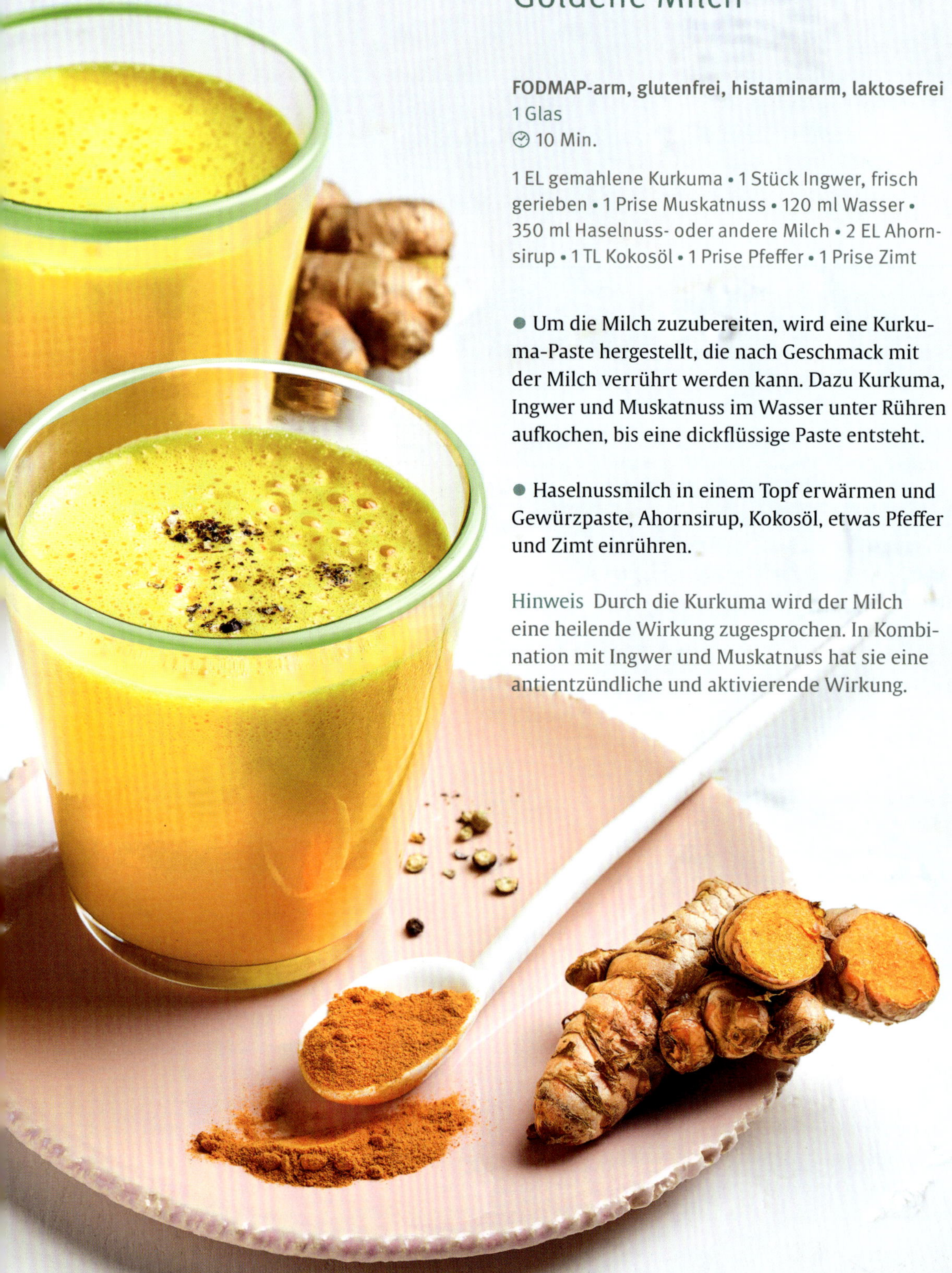

nehmen. Magnesium ist in Kürbiskernen, Pinienkernen, Sesam, Paranüssen und vielen leckeren Gewürzen enthalten. Haferkleie hat z. B. 240 mg pro 100 g, Paprika 178 mg und Dinkelvollkornmehl 140 mg.

Ein kleiner Tipp noch: Solltest du einen natürlichen Zyklus haben oder deine Hormone nicht im Dauerzyklus nehmen, kann es sein, dass sich sowohl dein Eisen- als auch Magnesiumspiegel während deines Zyklus verändert. Wenn du Termine zur Blutkontrolle vereinbarst, achte darauf, dass sie ungefähr zur gleichen Zeit im Zyklus und auch zur gleichen Tageszeit stattfinden, um zyklusbedingte Schwankungen zu berücksichtigen.

Jod

Jod (200 µg täglich) ist ein Spurenelement, das der Körper u. a. zur Bildung von lebensnotwendigen Schilddrüsenhormonen benötigt. Diese braucht er, um deinen Stoffwechsel und somit die Versorgung deines Körpers aufrechtzuerhalten. Jod kann sogar für schlechte Zeiten gespeichert werden, um später darauf zurückzugreifen.

Der Jodgehalt in Lebensmitteln hängt gerade bei Milchprodukten maßgeblich von der Viehhaltung und dem gegebenen Futter ab. Grundsätzlich gehören Meeresalgen (z. B. Wakame-Algen, 104–350 µg/100 g), Meeresfisch (z. B. Kabeljau 229 µg/100 g), jodiertes Speisesalz (15–25 µg/100 g) und Milchprodukte (z. B. Kefir, 14 µg/100 g) zu den Hauptjodquellen.

Selen

Selen ist Bestandteil vieler Enzyme in deinem Körper und steuert so indirekt einige wichtige Prozesse in deinem Körper, z. B. die Produktion von Hormonen. Außerdem ist es wichtig für die Immunabwehr und die Beseitigung der freien Radikale, die unsere Zellen angreifen und so das Fortschreiten von Krankheiten begünstigen. Um diese Funktionen aufrechtzuerhalten, benötigt dein Körper ca. 60 µg pro Tag. Viele Nüsse, Haferflocken und Reis können Selen enthalten und auch Brokkoli, Weißkohl und Pilze stehen oben auf der Liste von den Lebensmitteln mit viel Selen. Wie viel Selen sie enthalten, ist aber abhängig vom Anbaugebiet und den Selengehalten im Boden. Tierische Quellen sind Fisch oder Garnelen.

Zink

Zink ist einer der Nährstoffe, die an der Unterstützung deines Immunsystems beteiligt sind und dadurch auch gegen Entzündungen helfen, weshalb es gerade bei chronischen Erkrankungen interessant ist. Je nachdem, ob du alles isst oder dich vegan ernährst, sollten 7–10 mg täglich auf deinem Speiseplan stehen.

Wichtig: Die Zinkaufnahme wird von Phytaten gehemmt. Das bedeutet, je mehr Vollkornprodukte und Hülsenfrüchte du verzehrst, desto höher ist der Phytatgehalt in deiner Ernährung und desto mehr Zink musst du mit der Nahrung aufnehmen. Da dich sowohl Vollkornprodukte als auch Hülsenfrüchte bei deiner gesunden Ernährung unterstützen, baue lieber mehr zinkhaltige Lebensmittel in deine Ernährung ein, um sicherzugehen, genug davon zu bekommen.

Besonders zinkhaltig sind Weizenkleie (9,4 mg/100 g), Rindfleisch (9,4 mg/100 g), Pinienkerne (9,0 mg/100 g), Sesam (8,5 mg/100 g), Kürbiskerne (8,2 mg/100 g), Kakao (6,8 mg/100 g) oder Sonnenblumenkerne (5,8 mg/100 g).

Saponine

Saponine sind sehr unterschiedlich aufgebaut und besitzen dadurch viele unterschiedliche biologisch-pharmazeutische Eigenschaften. Sie wirken immunstärkend, entzündungshemmend, harntreibend, schleimtreibend/schleimlösend sowie hormonstimulierend. Sie unterstützen die Aufnahme anderer Inhaltsstoffe aus dem Darm und binden Cholesterin sowie andere Stoffe aus der Leber. Es wird sogar vermutet, dass sie eine präventive Wirkung gegen Darmkrebs besitzen, nämlich durch eine hemmende Wirkung auf die Zellteilung im Darm. Enthalten sind Saponine in Sojabohnen, Erbsen, Spinat, Tomaten, Kartoffeln, Thymian, Süßholz, Ginseng, Hülsenfrüchten, Roter Bete, Spargel, Zuckerrüben.

Flavonoide

Die Gruppe der Flavonoide ist sehr vielseitig aufgestellt. Sowohl in den Pflanzen als auch im menschlichen Körper haben Flavonoide unterschiedliche Wirkungen. Manche wirken gefäßverstärkend, andere gegen Entzündungen und Histamin. Einige haben antivirale und krampflösende Wirkungen. Du findest Flavonoide in Getreiden, vielen Gemüse- und Obstsorten, Hopfen, Salbei und sogar in einigen alkoholischen Getränken wie Wein oder Bier. Bei Letzteren überwiegen aber die negativen Eigenschaften durch Histamin und Alkohol den positiven Effekt. Wichtig: Die Wirkung von Flavonoiden werden durch Milchprodukte gehemmt, also auch einfach mal Obst und Gemüse so essen.

Resveratrol

Resveratrol ist ein Antioxidans und gehört zur Gruppe der sekundären Pflanzenstoffe, genauer gesagt zu den Polyphenolen. Wie der Name »sekundärer Pflanzenstoff« schon vermuten lässt, kommt Resveratrol in vielen pflanzlichen Lebensmitteln vor. Eigentlich ist es ein natürliches Pflanzenschutzmittel, mit dem sich die Pflanzen vor Parasiten, Fressfeinden und Pilzen schützen. Diese Funktion hilft unserem Körper auf ähnliche Art und Weise gegen Angreifer von außen, wie Stress, Strahlung und ungesunde Ernährung. Daher hat es auch in einigen Studien zu Endometriose immer wieder geglänzt und kann deinem Körper helfen, Schmerzen und Entzündungen einzudämmen. Resveratrol hat auch eine östrogenähnliche Wirkung, diese scheint aber nicht so stark zu sein wie die von Sojaprodukten. Für dich zur Info: Die östrogenähnliche Wirkung von Sojaprodukten wird im Zusammenhang mit Endometriose noch immer diskutiert und kann noch nicht abschließend als positiv oder negativ eingestuft werden. Dazu mehr im Kapitel »Phytoöstrogene in Soja und Co.« (Seite 69). Für Resveratrol kann aber nach aktuellem Stand der Wissenschaft eine klare Empfehlung ausgesprochen werden. Du findest Resveratrol z. B. in der Schale von roten Trauben, Heidelbeeren, Himbeeren, Maulbeeren und Erdnüssen.

Entzündungen reduzieren

Bei Endometriose kommt es zu Entzündungen im Körper, daher ist es sinnvoll, die Ernährung daran auszurichten um die bestehenden Entzündungen einzudämmen.

Entzündungsmediatoren

Entzündungen im Körper müssen nicht immer zu Schmerzen führen. Das merkt man auch daran, dass es Fälle gibt, bei denen durch Zufall eine Endometriose gefunden wird und die betroffene Person trotz großer Herde keine Schmerzen hatte. Eine wesentliche Rolle bei Entzündungsprozessen spielen Entzündungsmediatoren. Das sind Stoffe, die im Grunde wie Vermittler zwischen dem Stoff, der die Entzündung auslösen kann, und dem Körper kommunizieren. Sie sagen dem Körper also, wann es Zeit ist, eine Entzündung zu produzieren und wann nicht. Sinnvolle Entzündungen sind z. B. Fieber oder Reaktionen auf Insektengifte. Sie sind also der Anstoß für Heilung. Zu den Entzündungsmediatoren gehören u. a. Histamin und Prostaglandine, aber auch Bradykinin, Leukotriene, Heparin und Zytokine. Sie alle wirken auf ihre Art und Weise auf Entzündungen, sei es durch ihre blutverdünnende Wirkung, als Wirkstoff der Makrophagen, die ein wesentlicher Bestandteil unseres körpereigenen Abwehrsystems sind, oder als lokaler Wirkstoff direkt im Gewebe.

Histamin

Histamin ist einer der Stoffe, die gebildet werden, wenn es darum geht, den Körper vor vermeintlich negativen Einflüssen zu schützen. Es ruft als Verteidigungsmechanismus Reizungen an Nervenzellen hervor, regt die Bildung deines Magensaftes an und beeinflusst den Schlaf-wach-Rhythmus. Histamin gehört zur Gruppe der biogenen Amine. Auch bei der Histaminintoleranz reagiert der Körper eigentlich auf biogene Amine und weniger auf das Histamin im Speziellen, sodass wir es eigentlich mit einer Intoleranz gegen biogene Amine zu tun haben. Wenn du z. B. an Heuschnupfen leidest, liegt das daran, dass dein Körper sich gegen die vermeintlich »bösen« Pollen verteidigen möchte und dafür das Histamin ausstößt, um die Proteine der Pollen unschädlich zu machen. Als Reaktion darauf fangen dann deine Augen an zu jucken, deine Nase läuft oder du bekommst Hautausschlag oder Atemnot. Alles nur, weil dein Körper denkt, dass dir die Natur etwas Böses will. Etwas Ähnliches passiert, wenn du histaminhaltige Lebensmittel isst. Histamin wird u. a. bei Reifungs-, Gärungs- und Fermentationsprozessen in Lebensmitteln gebildet. Je länger ein Lebensmittel reift oder zur Haltbarmachung fermentiert, gegärt oder geräuchert wird, desto höher ist sein Histamingehalt. Auch von Natur aus enthalten Lebensmittel Histamin. Ein besonders histaminreiches Lebensmittel ist die Tomate. Aber auch Avocado, Spinat, Bananen, Champignons oder Zitrusfrüchte enthalten biogene Amine, triggern oder hemmen ihren Austoß. Je länger diese Lebensmittel gereift sind oder je stärker verarbeitet, desto mehr Histamin enthalten sie.

Das ist für einen Körper, der nicht allergisch ist und es nicht mit chronischen Entzündungen zu tun hat, meist leicht zu managen. Es wird jedoch davon ausgegangen, dass es sinnvoll sein kann, auf deine Histaminaufnahme zu achten, gerade wenn du schon mit diesen beiden Punkten zu tun hast. Insbesondere in der 2. Zyklushälfte solltest du eher vorsichtiger sein, um deinen Körper nicht zusätzlich vor der für ihn kraft- und nährstoffzehrenden Menstruation zu fordern. Wichtig für dich zu wissen ist, dass der Histamingehalt im Körper auch mit der Ausschüttung von Östrogenen zusammenhängt. Bedeutet, je mehr Histamin im Körper, desto mehr Östrogene können auch produziert werden, die wiederum die Endometriose befeuern. Das ist auch der Grund, weshalb du in der Phase nach deinem Eisprung besonders darauf achten solltest, nicht zu viel histaminhaltige oder -bildende Lebensmittel zu essen.

Prostaglandine

Prostaglandine werden z. B. aus Omega-3- und Omega-6-Fettsäuren gebildet. Sie sorgen u. a. für die Muskelkontraktion während deiner Menstruation, bei der deine Gebärmutterschleimhaut abgestoßen wird, und unterstützen so den reibungslosen Ablauf deines Zyklus. Manche Prostaglandine wirken sogar primär gegen Entzündungen, sind also nicht grundsätzlich schlecht.

Entzündlich wirkende Prostaglandine werden z. B. aus der Arachidonsäure gebildet, die wir u. a. über tierische Fette in unserer Nahrung aufnehmen. Sie kann aber auch aus der Omega-6-Fettsäure Linolsäure gebildet werden. Diese findest du primär in Sonnenblumen-, Soja- und Maiskeimöl oder Margarine, die aus diesen Fetten hergestellt wird, oder auch in fettigen Wurstwaren und Fleisch. Auch wenn die Arachidonsäure eine positive Rolle für unseren Körper übernehmen kann, durch den übermäßigen Verzehr von fettigen Lebensmitteln kann sie schnell zur Förderung von Entzündungen führen.

Um dem entgegenzuwirken, ist es sinnvoll, auf deine Ernährung zu achten und nur so viel Entzündungspotenzial in deinen Körper zu lassen, wie er auch gut managen kann. Dein Körper ist da vielleicht etwas sensibler, aber das ist noch lange kein Grund, dir alles zu verkneifen. Egal was du tust, tu es bewusst und genieße es, denn allein schon dadurch kann der Stress in deinem Körper reduziert und somit auch das Entzündungspotenzial gesenkt werden.

Allgemein entzündungshemmende Ernährung

Allgemein kann eine Ernährung, die gegen Entzündungen wirkt, wie die Rheumadiät,[20] dazu beitragen, dass sich deine Symptome reduzieren. Diese antientzündlich wirkende Ernährungsweise entspricht einer modifizierten mediterranen Küche mit viel Gemüse, Hülsenfrüchten, Kräutern, Salat, Obst, Fisch, Nüssen und wenig Fleisch (v. a. rotes) und gesättigten Fettsäuren. Die Unterscheidung zu einer »normalen« mediterranen Ernährung liegt darin, dass weniger Olivenöl – dafür mehr Raps- oder Leinöl – verwendet wird. Außerdem werden Weißmehl- durch Vollkornprodukte ersetzt. Wie das aussehen kann, kannst du in der Ernährungspyramide (siehe Abbildung) sehen.

Ernährungspyramide

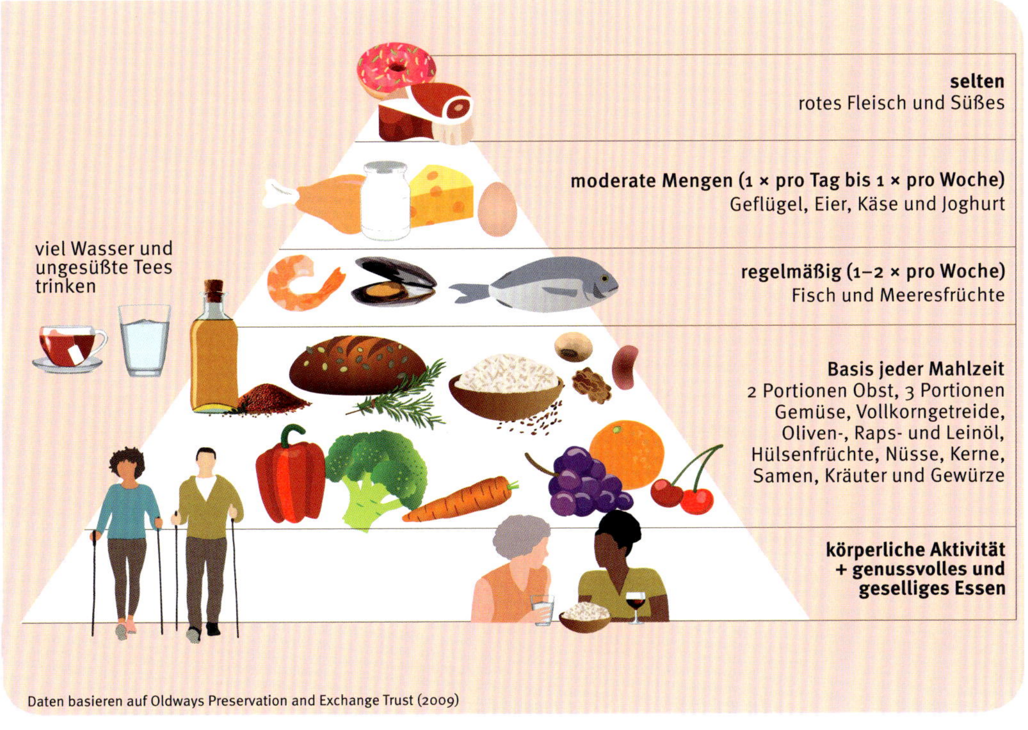
selten
rotes Fleisch und Süßes
moderate Mengen (1 × pro Tag bis 1 × pro Woche)
Geflügel, Eier, Käse und Joghurt
viel Wasser und ungesüßte Tees trinken
regelmäßig (1–2 × pro Woche)
Fisch und Meeresfrüchte
Basis jeder Mahlzeit
2 Portionen Obst, 3 Portionen Gemüse, Vollkorngetreide, Oliven-, Raps- und Leinöl, Hülsenfrüchte, Nüsse, Kerne, Samen, Kräuter und Gewürze
körperliche Aktivität + genussvolles und geselliges Essen
Daten basieren auf Oldways Preservation and Exchange Trust (2009)

Die Basis dieser Ernährungsform ist ein allgemein aktiver Lebensstil, der zu dir passen sollte. Nimm dir ausreichend Zeit für das Essen und iss vielleicht mit Menschen, die dir wichtig sind und dir guttun. Viel zu trinken, gehört auch bei dieser Ernährungsform dazu (idealerweise Wasser oder andere kalorienarme Getränke ohne Süßstoffe).

Achte darauf, dass du ausreichend Obst und Gemüse in deine Ernährung einbaust: 3 Portionen Gemüse und 2 Portionen Obst sind da die Richtwerte (Seite 43). Auch Getreide sollte als Vollkornvariante täglich auf der Speisekarte stehen. Meine Empfehlung: Die Menge an Nudeln, Reis, anderen Getreideprodukten oder Kartoffeln sollte ungefähr ein Viertel deines Tellers ausmachen. Eine weitere Quelle von gesunden Fettsäuren, aber auch von Proteinen sind Nüsse. Hülsenfrüchte und Milchprodukte sollten regelmäßig in der fettärmeren und somit meist proteinreicheren Variante auf den Tisch kommen. Nicht täglich, aber schon mehrmals in der Woche sollten Fisch (2-mal), mageres Geflügelfleisch (max. 2-mal) und Eier (max. 4 Stück) auf der Speisekarte stehen. Solltest du dich vegan ernähren, achte darauf, dass du ausreichende Mengen an Protein z. B. über Hülsenfrüchte bekommst. Anders als bei der Ernährungspyramide der DGE, bei der 200 kcal pro Tag für Süßigkeiten eingeplant sind[21] (ein bekannter Erdnuss-Schokoriegel hat bei einer Menge von 50 g schon um die 245 kcal), sieht die angepasste mediterrane Ernährung Süßigkeiten ein paarmal im Monat als vertretbar an. Gleiches gilt übrigens für rotes Fleisch. Das heißt, es ist immer noch Platz für möglichen Schokoladenheißhunger in der 2. Zyklushälfte. Bedeutet jetzt nicht, dass du komplett eskalieren solltest, sondern vielmehr, dass du dir mit diesen Lebensmitteln, wenn du magst, bewusste Genussmomente schaffst.

Wenn du versuchen möchtest, das Entzündungspotenzial in deiner Ernährung eher niedrig zu halten, ist es wichtig, dass du lernst, welche Lebensmittel und Inhaltsstoffe dir im Übermaß Probleme bereiten könnten. Förderliches und weniger Gesundes sollten sich also die Waage halten. Süßkram ist definitiv drin, achte aber darauf, dass du auch genug Nährstoffe bekommst und nicht nur Energie in Form von Süßem konsumierst.

Der Fokus sollte besonders auf pflanzlichen Lebensmitteln liegen, da diese viele tolle Nährstoffe für deinen Körper bereithalten. Ebenso wichtig sind die mehrfach ungesättigten Fettsäuren, besonders Omega-3-Fettsäuren, denen im Folgenden auch direkt ein Unterkapitel gewidmet ist (Seite 66). Jetzt schauen wir aber erst mal genauer auf einzelne Lebensmittel und ihre Wirkung auf Entzündungen in deinem Körper.

Zucker und Süßstoffe

Klingt erst mal hart, aber je weniger Zucker oder Süßstoff du deinem Körper zumutest, desto besser kann es ihm gehen. Süßstoff verspricht deinem Körper schnelle Energie durch seinen süßen Geschmack, liefert im Endeffekt aber keine bis wenig Energie. Ich vergleiche das immer ganz gerne mit einem Kind, dem ein Geburtstagskuchen versprochen wird, dem aber am Ende ein Sack Karotten vor die Nase gestellt wird. Das Geschrei ist groß und das in der Regel so lange, bis wirklich Kuchen oder Süßkram auf dem Tisch liegt. Bei deinem Körper ist es im Grunde genauso. Der süße Geschmack verspricht Energie, der Körper bereitet alles dafür vor, dass der vermeintliche Zucker in die Zellen kommt. Das Gehirn bereitet alle Stationen, bis runter zu unseren Darmbakterien, darauf vor, dass da gleich schnelle Energie zur Verfügung steht. Was am Ende kommt, ist meist etwas, womit alle, die informiert wurden, gar nichts anfangen können. Es wird eine Meldung ans Gehirn gegeben, dass nichts von dem Versprochenen angekommen ist und doch bitte nachgeliefert werden soll. Diese Meldung äußert sich bei dir dann oft als Heißhunger auf Süßkram und führt dazu, dass meistens doch Zucker und sogar mehr Zucker als ursprünglich geplant gegessen wird.

Zucker, insbesondere unser Haushaltszucker, ist im Grunde ein recht ursprüngliches Lebensmittel. Heißt, es ist von unserem Körper leicht zu verarbeiten. Zucker, oder besser gesagt Glucose, ist das Grundnahrungsmittel unserer Zellen und kann deshalb auch so schnell zur Herausforderung werden.[22] Ein großes Problem dabei ist: Je mehr Zucker du isst, desto mehr verlangt dein Körper auch danach. Ganz vorne in der »Wir-brauchen-Zucker«-Befehlskette sitzen deine Darmbakterien. Deine Darmflora besteht aus vielen unterschiedlichen Bakterien, unter ihnen auch Bakterienstämme, die unglaublich gerne Zucker essen. Je mehr Zucker du konsumierst, desto größer wird dieser Stamm und desto lauter die Meldung an dein Gehirn, dass du wieder Zucker brauchst. Du wirst richtig zuckersüchtig. Gut, ist ja nur Energie, die kann man ja abarbeiten durch Sport oder andere Bewegung. Ja, aber – und das ist ein ganz großes Aber – dem Zucker ist es egal, ob er in deinem Körper Heilungs- oder Entzündungsprozesse antreibt. Heißt, durch viel Zucker steigt die Wahrscheinlichkeit, dass deine Endometriose davon getriggert wird. Außerdem wird überflüssige Energie gerne mal als Fettpölsterchen eingelagert. Diese produzieren leider auch wieder Entzündungen und Östrogene, die deine Endometriose wieder anfeuern können. Du siehst, weniger ist an der Stelle wirklich mehr. Finde in erster Linie heraus, warum du Lust auf Süßes hast, und probiere dich in alternativem Verhalten. Das klappt z. B. mit einem Ernährungs- und Emotionstagebuch (Seite 26). Wenn du dann herausgefunden hast, warum du gerade etwas Süßes brauchst, ist es leichter zu unterscheiden, wann es wirklich Zeit ist, dir was zu gönnen, und wann du vielleicht eher eine Umarmung, ein paar nette Worte oder Ruhe brauchst.

Zucker in Lebensmitteln

In der Werbung werden immer wieder wenig zuckerhaltige oder sogar zuckerfreie Lebensmittel beworben. Dabei ist Vorsicht geboten, da selbst, wenn nicht explizit »Zucker« auf der Zutatenliste steht, dieser enthalten sein kann. Er hat auf der Verpackung nur ganz andere Namen (Tabelle Seite 64).

Dieser ganze Dschungel aus Bezeichnungen macht die Orientierung natürlich nicht unbedingt leichter. Wichtig zu wissen ist daher, dass manche Angaben auf Packungen wie »zuckerarm«, »zuckerfrei« oder »ohne Zuckerzusatz« gesetzlich definiert sind. Andere wie »weniger süß« oder »natursüß« sagen jedoch nichts über den wahren Zuckergehalt des Lebensmittels aus. Orientierung kann dabei die Nährwerttabelle geben, die den wahren Zuckergehalt (den Gehalt an Ein- und Zweifachzuckern) angibt.

Hier für dich eine kleine Übersicht über ein paar gesetzlich definierte Angaben zum Zucker:

- »Zuckerarm«: In einem festen Lebensmittel dürfen max. 5 g Zucker pro 100 g und in einem flüssigen max. 2,5 g Zucker je 100 ml enthalten sein.
- »Zuckerfrei«: muss nicht frei von Zucker sein. Die Obergrenze für den Zuckergehalt liegt bei 0,5 g je 100 g oder ml.
- »Zuckerreduziert« oder »reduzierter Zuckeranteil«: Das Produkt ist gegenüber vergleichbaren Produkten mindestens um 30 % zuckerreduziert.
- »Ohne Zuckerzusatz«: Es wurden weder Einfach- noch Zweifachzucker oder andere Zutaten mit süßender Wirkung eingesetzt. Enthalten die Produkte aber von Natur aus Zucker, sollte mit dem Hinweis »enthält von Natur aus Zucker« darauf hingewiesen werden.[23]

Alles in allem kannst du dich nach der Regel richten: Je kürzer die Zutatenliste auf einem

Produkt ist, desto eher kann es in deinem Einkaufswagen landen. Dadurch kaufst du weniger stark verarbeitete Lebensmittel ein, die für zusätzlichen Stress im Körper sorgen können, die Wahrscheinlichkeit für Entzündungen erhöhen und kein optimales Energie-Nährstoff-Verhältnis haben. Dieses besagt übrigens nur, dass Nahrungsmittel mit einem hohen Nährstoffgehalt bei weniger Energie in Form von Kalorien (z. B. Gemüse und Obst) denen mit hoher Energie und wenig Nährstoffen (Süßigkeiten, Limonaden usw.) vorzuziehen sind.

Zusammenfassend ist wichtig für dich zu wissen, dass der Körper nicht unterscheidet, ob er mit dem in den Nahrungsmitteln enthaltenen Zucker gesunde, entzündete oder womöglich Krebszellen füttert. Außerdem ernährst du mit allen Lebensmitteln auch immer ein Stück weit deine Darmbakterien mit. Es kann also auch sein, dass du Darmbakterien fütterst, die wiederum entzündliche Prozesse im Körper unterstützen.[24] Aber bei allen Lebensmitteln gilt wie immer: Die Dosis macht das Gift. Mach dir bewusst, worin überall Zucker enthalten ist, und schau, wo du ihn oder seine Verwandten einsparen kannst. Finde für dich das richtige Maß, denn sind wir mal ehrlich, ohne süße Momente und den dadurch entstehenden Wohlfühleffekt, der in unserem Gehirn dadurch ausgelöst wird, ist das Leben ja auch nicht wirklich besser.

Warum sind Süßstoffe ungünstig?

Behalte im Kopf, dass sich die Studienlage stetig verändert und damit auch die Erkenntnisse zu Süßstoffen. Grundsätzlich wird aber immer wieder diskutiert, dass Süßstoffe die Darmflora verändern können und z. B. Aspartam krebserregend sein könnte. Durch ihre hohe Süßkraft und die

Hinter diesen Zutaten steckt eigentlich Zucker, auch wenn er anders heißt.

Agavendicksaft	Inulin	Rohrohzucker
Ahornsirup	Invertzucker, -sirup	Saccharose
Apfelsüße	Joghurtpulver	Stärkesirup
Dextrin, Dextrose	Karamellsirup, Karamellzuckersirup	Süßmolkenpulver
Dicksaft	Kokosblütenzucker, -sirup, -nektar	Traubenfrucht, -süße, -zucker
Fruchtextrakt, -konzentrat, -saftkonzentrat, -süße	Laktose	Trockenobst
Fructose (Fruchtzucker), Fructose-Glucose-Sirup	Malzextrakt, Maltose, Maltodextrin	Vollmilchpulver
Gerstenmalz, -extrakt	Milchzucker, Molkenpulver, Magermilchpulver	Weizendextrin
gezuckerte Kondensmilch	Oligo-Fructose, -sirup	Zuckerrübensirup
Glucose (Traubenzucker)	Polydextrose	
Honig	Raffinose	

teilweise abführende Wirkung bei übermäßigem Verzehr gibt es Höchstmengen, die in Lebensmitteln eingesetzt werden dürfen, und häufig auch den Warnhinweis »Kann bei übermäßigem Verzehr abführend wirken« auf den Etiketten. Was sich nicht verändert, ist, dass Süßstoffe immer mit der Bezeichnung »Süßungsmittel« auf der Packung gekennzeichnet werden müssen (häufig verwendete Süßstoffe siehe Tabelle).

Kochtipp

Wenn du magst, kannst du Weizenmehl Type 450 eins zu eins mit Dinkelmehl Type 630 ersetzen. Gerade bei Pizza-, Brot- oder auch Kuchenteig geht das in der Regel sehr gut. Oft macht Dinkelteig auch schneller satt und hat dazu einen höheren Mineralstoffanteil, erkennbar an der höheren Typennummer.

Gluten und Weizen

Kein Nahrungsmittelbestandteil wurde so heiß diskutiert wie Gluten. Immer vorne mit dabei ist Weizen. Grund dafür ist der hohe Anteil an Menschen mit Reizdarmsyndrom oder chronisch entzündlichen Darmerkrankungen, die oft von einem Weizen- oder Glutenverzicht profitieren.[25] Wichtig zu wissen: Gluten ist nicht gleich Gluten. Wird beispielsweise das Gluten von Dinkel gut vertragen, kann das im Weizen zu Problemen führen. Ebenfalls werden ältere Getreidesorten wie Emmer, Einkorn oder Kamut manchmal auch besser vertragen und nicht mit den gleichen Entzündungseffekten in Verbindung gebracht wie der moderne Weizen.[26]

Immer häufiger wird dabei die möglicherweise entzündungsfördernde Funktion des Glutenbestandteils Gliadin diskutiert und darüber, ob es möglicherweise chronisch entzündliche Erkrankungen begünstigen kann. Ungeachtet dessen, wie sich die Studienlage in den kommenden Jahren entwickelt, scheint es sinnvoll, zu überprüfen, ob eine weizenarme/-freie oder glutenarme/-freie Ernährung Linderung deiner Symptome eines Endobellys oder allgemein deiner Regelschmerzen nach sich zieht. Denn es wurde auch in einer Studie herausgefunden, dass eine glutenfreie Ernährung zu einer Reduktion der Schmerzen führte.[27] Dies kann jedoch auch daher rühren, dass der Verzicht auf gluten- oder weizenhaltige Lebensmittel eine allgemein gesündere Ernährung nach sich zieht. Da diese Lebensmittel oft andere Inhaltsstoffe wie Zucker oder Transfettsäuren enthalten, die auf andere Art negativ für dich und die Entwicklung deiner Endome-

Die am häufigsten verwendeten Süßstoffe

Acesulfam K (E 950)	Steviolglycoside aus Stevia (E 960a)	Isomalt (E 953)
Aspartam (E 951)	enzymatisch hergestellte Steviolglycoside (E 960c)	Maltit (E 965)
Cyclamat (E 952)	Neotam (E 961)	Lactit (E 966)
Saccharin (E 954)	Sorbit (E 420)	Xylit (E967)
Sucralose (E 955)	Mannit (E 421)	Erythrit (E 968)

triose sein können, kann sich eine Reduktion hier auch positiv auswirken. Beispiele dafür sind süße Gebäcke wie Kuchen und Kekse, Blätterteiggebäck und frittierte Lebensmittel mit Panade. Du siehst, es muss nicht immer am Gluten oder Weizen hängen. Grundsätzlich ist wichtig: Probiere es erst mal aus, am besten mit professioneller Unterstützung, und lass nichts weg, wenn du dadurch keinen merklichen Vorteil hast.

Tierische Fette und Omega-3-Fettsäuren

Ein wichtiger Faktor bei einer ausgewogenen und vor allem entzündungshemmenden Ernährung stellt der Verzehr der richtigen Fettsäuren dar. Außerdem sollten wir nicht vergessen, dass viele Fettsäuren für unseren Körper essenziell, also lebensnotwendig sind und wir sie deshalb brauchen. Gerade für unsere Sexualhormone ist es wichtig, dass wir Fette in unserer Ernährung haben, da diese aus Cholesterin (auch wieder Fett) gemacht werden. Aber gerade hier ist die Qualität nicht ganz unerheblich. Du baust ja auch kein Haus und bestellst dir die schlechtesten Baumaterialien, du nimmst eine gute Mischung zwischen dem, was notwendig, und dem, was am besten ist, damit du dich lange in deinem Haus wohlfühlen kannst. Bei unseren Fettsäuren ist es ganz ähnlich. Wobei die nicht guten Baustoffe »Transfette« heißen und die High-End-Produkte »mehrfach ungesättigte Fettsäuren«.

Omega-3-Fettsäuren

Aber was macht eine Fettsäure denn gesättigt oder zu einer Transfettsäure? Ganz klar ihr Aufbau. Fettsäuren bestehen aus Ketten, manche länger, manche kürzer. Diese Ketten bestehen aus Atomen, also Teilchen, die miteinander verbunden sind. Manche Ketten haben einfache Verbindungen zwischen den Atomen und andere Doppelbindungen, diese werden als nicht gesättigt bezeichnet. Einfach ungesättigte Fettsäuren haben nur eine solche Doppelbindung und mehrfach ungesättigte Fettsäuren haben direkt mehrere davon. Durch diese Doppelbindungen sind die mehrfach ungesättigten Fettsäuren beweglicher. Das erkennt man auch daran, dass die Lebensmittel, in denen sie enthalten sind, bei Zimmertemperatur oft flüssig sind. Sie sind ein super Baustoff für unseren Körper und können dich dabei unterstützen, dass Entzündungen gehemmt werden und Herz-Kreislauf-Erkrankungen vorgebeugt wird. Dafür ist es aber wichtig, dass du regelmäßig Lebensmittel isst, die die mehrfach ungesättigten Fettsäuren im richtigen Verhältnis zueinander beinhalten. Als optimal wird ein 1:3-Verhältnis von Omega-3- zu Omega-6-Fettsäuren angesehen. Von unseren pflanzlichen Ölen erfüllen diese Voraussetzung nicht wirklich viele. Beispiele für ein gutes Fettsäureverhältnis sind Leinöl (4:1), Rapsöl (1:2) oder Olivenöl (1:9). Mit das schlechteste Verhältnis hat Sonnenblumenöl (1:125). Egal welches Öl du für dich wählst, lagere es am besten im Kühlschrank, um es möglichst lange frisch zu halten und die enthaltenen Vitamine zu erhalten.

Als tierische Quellen für mehrfach ungesättigte Fettsäuren bietet sich z. B. fetter Meeresfisch wie Lachs, Hering, Sardine oder Thunfisch an. Dieser hat grundsätzlich den Vorteil, dass die enthaltenen Omega-3-Fettsäuren von unserem Körper schneller und leichter genutzt werden und so einen entzündungshemmenden Effekt erzielen können. Denn es gibt verschiedene Omega-3-Fettsäuren, die aufeinander aufbauen.

Auf der ersten Stufe steht die essenzielle Alphalinolensäure (ALA), diese wird im Körper zu einem geringeren Prozentsatz z. B. in die höherwertigen ebenfalls essenziellen Fettsäuren Eicosapentaensäure (EPA) und Docosahexaensäure (DHA) umgebaut. Dieser Umbau passiert nicht nur bei uns im Körper, sondern auch im Körper von Fischen, weshalb Fische mehr EPA und DHA enthalten, während Pflanzen, die diese Fettsäuren nicht bilden können, primär das ALA enthalten. Ausnahme ist eine Mikroalge, die dadurch als vegane Quelle der höherwertigen EPA und DHA in Nahrungsergänzungsmitteln sehr beliebt ist (s. u.). Nachteil bei Fischen ist, dass sie über ihre Lebenszeit nicht nur gesunde Fettsäuren einlagern, sondern auch einiges an Schwermetallen wie Arsen und Quecksilber. Diese können ebenfalls unseren Hormonhaushalt durcheinanderbringen und Krankheiten begünstigen. Da die Werte aber schwanken, ist es schwer zu sagen, wie viel davon dein Fisch nun wirklich enthält. Es wird davon ausgegangen, dass Alaska-Seelachs und Hering noch nicht so stark belastet sind und dass beim Einhalten der Verzehrempfehlung der DGE (1- bis 2-mal die Woche) keine Schäden entstehen.

Für Menschen, die sich vegetarisch oder vegan ernähren, und alle, die keinen Fisch mögen oder aufgrund der möglichen Schwermetallbelastung essen wollen, kommt dieser nicht infrage. Heißt, die gesunde Fettsäure muss aus anderen Quellen stammen. Dafür werden von der Verbraucherzentrale Algenöle aus der Alge Schizochytrium sp. empfohlen, die die Omega-3-Fettsäuren EPA und DHA bildet. Aber auch omega-3-haltige pflanzliche Öle wie Lein- oder Rapsöl können helfen, den Bedarf abzudecken.

Rezeptidee

Du wünschst dir eine glutenfreie und leckere Alternative zu Fischstäbchen? Probiere es mal mit Cornflakes! Dazu einfach ungesüßte Maiscornflakes in einem Beutel mit dem Nudelholz oder der Hand leicht zerkleinern und mit der gleichen Menge Haferkleie mischen. Deine Fischfilets waschen, abtrocknen, in Stäbchen schneiden und in Speisestärke mit Gewürzen deiner Wahl wälzen. Dann in verquirltem Ei wenden und in der Hafer-Cornflakes-Panade wälzen. Alles gut andrücken und in Öl oder dem Backofen ausbacken.
Tipp: Du kannst die Panade auch einfach vorbereiten und in einem luftdicht verschlossenen Glas aufbewahren.

Die Mengenempfehlungen für die mehrfach ungesättigten Fettsäuren sind sehr unterschiedlich und können aus Studien nicht eindeutig abgeleitet werden. Zum Beispiel wurde in einer Studie die Auswirkung von 1 g Fischöl auf endometriosebedingte Schmerzen getestet mit dem Ergebnis, dass sich die Schmerzen reduzierten.[28] Die allgemeine Empfehlungsmenge der DGE für DHA liegt bei 200–400 mg und die Europäische Behörde für Lebensmittelsicherheit gibt 250 mg als angemessenen Aufnahmewert von mehrfach ungesättigten Fettsäuren für den Erhalt eines gesunden Herz-Kreislauf-Systems an. Besteht jedoch eine Herz-Kreislauf-Erkrankung, liegen die empfohlenen Werte für Omega-3-Fettsäuren zwischen 2 g und 4 g.[29] Du merkst schon, es ist schwer zu sagen, welche Menge genau bei Endometriose sinnvoll sein kann. Sicherheitshalber solltest du 5000 mg (5 g) Omega-3-Fettsäuren nicht überschreiten. Bei der Aufnahme durch Nahrungsergänzungsmittel scheint es nach aktueller Studienlage nicht relevant zu sein, aus welcher Quelle (Fisch oder Alge) das Öl kommt. So können auch vegetarisch und vegan essende Menschen relativ leicht auf ihre tägliche Dosis an antientzündlichem Omega-3 kommen.

Tierische Fette und Transfettsäuren

Transfettsäuren entstehen meist, wenn eigentlich flüssiges Fett chemisch fest gemacht – also gehärtet – wird, um z. B. Margarine herzustellen. Das wird aber nicht bei allen Margarinen so gemacht. Du erkennst Margarinen mit Transfettsäuren daran, dass in den Zutaten Transfettsäure oder gehärtetes Fett aufgelistet ist. Ein weiterer Prozess, bei dem Transfette entstehen, ist das Frittieren. Das betrifft natürlich nicht nur Dinge, die du selbst frittierst oder im Restaurant bestellst. Auch Chips, Ofenpommes und andere hochverarbeitete Lebensmittel können vorab schon solchen Prozessen unterzogen worden sein. Hochverarbeitete Lebensmittel sind Lebensmittel, die meist sehr viele Zutaten enthalten und bevor sie im Supermarktregal oder bei dir auf dem Teller landen, schon mehrere Verarbeitungsschritte (Frittieren, Gefriertrocknen, Härten von Fetten) durchlaufen haben. Daher kann es helfen, hier nur mal in Ausnahmen zuzulangen.

Ein Überschuss an gesättigten Fett- und Transfettsäuren aus Fleisch und Milchprodukten, Fertigprodukten oder frittierten Lebensmitteln kann Entzündungen, Übergewicht und Herz-Kreislauf-Erkrankungen begünstigen. Das heißt aber nicht, dass du auf Milch- und Fleischprodukte verzichten musst. Wichtig ist, dass du dir ihrer Vor- und Nachteile bewusst wirst.

Milchprodukte, gerade Joghurt und andere gesäuerte Milchprodukte wie Buttermilch oder Kefir, können bei teilweise niedrigem Fettgehalt durch die enthaltenen Bakterien einen positiven Effekt für deine Verdauung haben. Fleisch kann ein guter Lieferant von wichtigen Proteinen und Nährstoffen wie Vitamin B12 und Eisen sein. Auch da gibt es einen Unterschied, denn manche Fleischsorten enthalten mehr und manche weniger Fett. Fette sind oft nichts anderes als Energie für den Körper, werden jedoch zu viele davon aufgenommen, belasten sie dein System. Sie werden eingelagert, begünstigen Entzündungen im Körper und können so auch deine Schmerzen erhöhen. Denn es gilt: viele Entzündungen = starke Körperreaktion. Dein Körper tut nichts ohne Grund und selbst eine Schmerzreaktion ist erst mal »nur« ein Ruf nach Unterstützung.

Wenn du tierische Produkte essen möchtest, achte darauf, dass der Fettgehalt niedrig und der Proteingehalt hoch ist. So bist du länger satt, nimmst nicht so viel Energie auf und hast viele Proteine für die Produktion wichtiger Botenstoffe. Natürlich sind nicht alle Nutztiere an allen Körperstellen gleicht mager oder fett. Während eine Hähnchenbrust ohne Haut bei einem Fettanteil von ungefähr 1 % liegt, hat das gleiche Produkt mit Haut gerne mal 6 % Fett. Grundsätzlich kann man aber sagen, dass man mit Geflügelfleisch weniger Gefahr läuft, zu viel Fette aufzunehmen, als mit dem sogenannten »roten« Fleisch von Schwein, Schaf oder Rind. Wichtig auch hier ist, dass die Dosis das »Gift« macht. Orientiere dich an der angepassten mediterranen Diät (Seite 61), wenn es um den Konsum von tierischen Produkten geht. Dabei sind höchstens 2 Mahlzeiten mit Fleisch pro Woche empfehlenswert.

Phytoöstrogene in Soja und Co.

Was sehr stark diskutiert und je nachdem, wo man schaut, unterschiedlich bewertet wird, sind Sojaprodukte oder grundsätzlich Lebensmittel mit Phytoöstrogenen wie Leinsamen oder Hülsenfrüchte. Keines dieser Lebensmittel wird aber gerade bei einer veganen Ernährung so oft und viel konsumiert wie Soja. Daher wird die kleine Hülsenfrucht besonders stark diskutiert.

In Soja sind Phytoöstrogene enthalten. Das sind sekundäre Pflanzenstoffe, die in ihrer Struktur ähnlich aussehen wie Östrogene und deshalb, genau wie dein körpereigenes Östrogen, an die passenden Rezeptoren andocken können. Sie werden in 4 Gruppen unterteilt: Isoflavone, Lignane, Coumestane und Stilbene. Coumestane sind u. a. in Spinat oder Brokkoli, Isoflavone in Soja, Bohnen und Linsen, Lignane in Leinsamen, Getreide, Kaffee, Tee oder Wein und Stilbene in Erdnüssen oder Weintrauben enthalten. Wie erwähnt ist noch nicht ganz geklärt, was Phytoöstrogene im Körper mit deinen körpereigenen Östrogenen machen. Ebenfalls unklar ist auch noch, ob ein Unterschied in der Wirkung der verschiedenen Phytoöstrogene besteht. Im Grunde gibt es zwei primäre Theorien, die ich dir hier vereinfacht erklären möchte.

Die erste Theorie sagt im Grunde aus, dass, wenn Phytoöstrogene z. B. über deine Ernährung in deinen Körper gelangen, dieser sie als körpereigenes Östrogen »fehldeutet« und die Östrogenproduktion herunterschraubt. Das Resultat wäre, dass die Östrogendominanz, die die Endometriose befeuert, reduziert wird und auch deine Endometriose weniger stark getriggert wird. Die zweite Theorie beschreibt das komplette Gegenteil. Diese Theorie geht davon aus, dass der Körper realisiert, dass die Phytoöstrogene die Östrogenrezeptoren blockieren. Er produziert dann, um die von ihm gewünschte Östrogenwirkung im Körper zu erzielen, mehr Östrogene, als eigentlich benötigt werden. In der Folge kommt es zu einer überschießenden Reaktion und einem höheren Östrogenspiegel als notwendig, was deine Östrogendominanz noch verstärken würde. Studien aus dem asiatischen Raum gehen häufig der ersten Theorie nach, europäische Studien oft der zweiten. Dass es vielleicht sogar einen Unterschied in Bezug auf verschiedene Körpertypen von asiatischen und europäischen Endometriose-Betroffenen gibt, ist nicht auszuschließen.

Was ich dir damit sagen möchte? Geh nach deinem Bauchgefühl und ziehe auch hier dein Ernährungs- und Symptomtagebuch zurate, um ganz sicherzugehen. Wenn du Soja und Sojaprodukte essen möchtest, achte einfach darauf, dass du sie gelegentlich auch einmal mit anderen veganen Proteinquellen abwechselst. Du kannst zwischen den verschiedenen pflanzlichen Milch- und Fleischalternativen frei wählen. Versuche allgemein nicht zu einseitig zu essen. Wenn du einen natürlichen Zyklus hast, kannst du deine Phytoöstrogen-Aufnahme auch daran anpassen. Von der Menstruation bis zum Eisprung wären dann mehr Lebensmittel mit hormonähnlicher Wirkung wie Soja angesagt, ab deinem Eisprung eher weniger davon. Probiere dich ein bisschen aus und beachte, dass die Wirkung von Phytoöstrogenen noch nicht ganz abschätzbar ist. Daher sollten Soja und Co. ebenso wie andere Nahrungsmittel, die eine potenziell hormonelle Wirkung haben, wie Fleisch- oder Milchprodukte, besser nur in Maßen auf dem Speiseplan stehen.

Hormonelle Wirkung von Kunststoffen und Co.

Kosmetika, Kunststoffe und Pestizide können Inhaltsstoffe mit hormoneller Wirkung enthalten, d. h., sie wirken im Körper wie natürliche Hormone und können so deinen Hormonhaushalt durcheinanderbringen.

Andere Stoffe können sich auf deine Verdauung auswirken oder andere Erkrankungen begünstigen. Welche das sein können, möchte ich hier kurz für dich aufschlüsseln.

Stoffe mit hormoneller Wirkung

Stoffe mit hormoneller Wirkung werden oft als endokrine Disruptoren oder auch als endokrin aktive Substanzen bezeichnet. Sie können unsere natürlichen Hormonabläufe stören und stehen in Verbindung mit Erkrankungen wie Brustkrebs, Diabetes, Alzheimer, Demenz und Autoimmunerkrankungen. Außerdem können sie auch eine Wirkung auf deine Fruchtbarkeit haben.

Parabene Zu nennen sind v. a. die Parabene. Zu dieser Gruppe gehören die folgenden Stoffe: Konservierungsmittel wie Butylparabene, Ethylparabene, Methylparabene und Propylparabene sowie UV-filternde oder absorbierende Stoffe wie 3-Benzylidene Camphor, 4-Methylbenzylidene Camphor, Benzophenone-1 und -2 und Ethylhexyl Methoxycinnamate (OMC). Einzeln aufgenommen wirken diese Stoffe meist gar nicht so negativ. Da wir aber häufig über mehrere Produkte Parabene aufnehmen, entsteht im Körper ein Cocktail, der schädlich sein kann. Hier ist weniger definitiv mehr und es lohnt sich, einmal auf deine Cremes und Co. zu schauen.

Pflanzenschutzmittel Des Weiteren wurde in mehreren Studien auch ein Zusammenhang zwischen der hormonellen Wirkung von Pflanzenschutzmitteln auf den menschlichen Organismus[30, 31] und sogar auf Endometriose nachgewiesen.[32] Diese in der Agrarindustrie verwendeten Stoffe mit hormonähnlichen Wirkungen werden laut Angaben des Pestizid Aktions-Netzwerk Germany e. V. (PAN Germany) in 800 verwendeten Substanzen vermutet. Daher ist es sinnvoll, dein Obst und Gemüse immer ausreichend zu waschen. Nicht jede*r kann sich Gemüse leisten, das frei von jeglichen Pestiziden, Fungiziden oder anderen Stoffen ist, die die Pflanze von Schädlingen, Parasiten und teilweise von Nützlingen befreien. Aber auch wenn du dein Obst nicht in der Bio-Ecke kaufst, hast du die Möglichkeit, dafür zu sorgen, mithilfe der richtigen Reinigung so wenig dieser Mittel wie möglich aufzunehmen.

Im Mai 2022 kam eine internationale Studie heraus mit dem frei übersetzten Titel »Verbotene Früchte – der dramatische Anstieg von den meisten toxischen Pestiziden auf Obst und Gemüse auf dem europäischen Markt und der Beweis dafür, dass die Regierungen ihren Verpflichtungen nicht nachkommen«, ebenfalls von der PAN, diesmal jedoch aus Europa.[33] Hauptergebnis der Studie war, dass die Wahrscheinlichkeit, dass Verbrauchende gefährliche Pestizide auf Obst finden, in der Zeit von 2011 bis 2019 von 18 % auf 29 % stieg, und dass sie welche auf Gemüse finden, von 11 % auf 13 % stieg. Besonders betroffen sind beim Obst Kiwis, Kirschen, Äpfel, Birnen und Pfirsiche, während beim Gemüse Sellerie, Gurke, Spinat und Salat auf den vorderen Plätzen rangierten.

Was nun aber tun, wenn man die Pestizide entfernen möchte? Natürlich gibt es oft die Möglichkeit, das Obst und Gemüse zu schälen. Das entfernt leider aber auch alle wichtigen Nährstoffe, die in oder direkt unter der Schale liegen. Dann bleibt ja nur noch das richtige Waschen. Laut einer Studie aus dem Jahr 2017 ist die beste Möglichkeit, Obst und Gemüse weitestgehend zu reinigen, es für 12–15 Minuten direkt vor dem Verarbeiten in einer Wasser-Natron-Lösung (10 g/l) einzuweichen.[34] Ein weiteres bewährtes Reinigungsmittel für Pestizide auf Obst und Gemüse lässt sich relativ einfach herstellen und in einer Sprühflasche aufbewahren. Es wird ebenfalls ca. 12–15 Minuten vor dem Zubereiten auf das Obst und Gemüse aufgesprüht und nach der Einwirkzeit abgespült: 1 Tasse Wasser (ca. 250 ml), 1 Tasse Apfel- oder weißen Essig und 1 EL Natron in eine Sprühflasche geben. Achtung: Natron am Ende nach und nach dazugeben, da es mit dem Essig reagiert und stark schäumt. Wenn dir das alles zu aufwendig erscheint, solltest du auf Lebensmittel aus biologischem Anbau ausweichen.

Kunststoffe Weitere Stoffe, mit denen deine Lebensmittel oft in Berührung kommen, sind Weichmacher (Phthalate) und Bisphenol A (BpA). Diese sind in Kunststoffprodukten enthalten, also in allen Lebensmitteln, die in Plastik eingepackt oder gelagert werden. Besonders fettige/fetthaltige Lebensmittel nehmen die Phthalate sehr leicht auf, sodass sie sich so in deinem Körper, besonders im Fettgewebe, wieder anreichern und dort deine Hormone durcheinanderbringen und Entzündungen und oxidativen Stress fördern können. Die negative Wirkung dieser Stoffe wurde auch schon in einer Studie speziell mit der Auswirkung auf Endometriose beschrieben.[35] Hier wurde gezeigt, dass der Verzehr von Phthalaten Entzündungen, oxidativen Stress und das Voranschreiten der Endometriose fördern kann. Ein guter Weg, das zu umgehen, liegt darin, deine Lebensmittel in Glas- oder Metallbehältern zu lagern. So tust du dazu auch noch etwas für deinen ökologischen Fußabdruck und bist nachhaltiger unterwegs als mit Kunststoff, der sich zudem auch noch bei Lebensmitteln mit viel rotem Farbstoff (Betacarotin) gerne mal verfärbt.

Weitere potenziell schädliche Stoffe

Wie auch bei Lebensmitteln kann es bei Nahrungsergänzungsmitteln sinnvoll sein, einmal die Zutatenliste zu kontrollieren, da gerade viele günstige Nahrungsergänzungsmittel auch Stoffe enthalten, die deinen Körper negativ beeinflussen können.

Einer dieser Stoffe, der noch in Zahnpasten und Kosmetika enthalten ist, wurde im Jahr 2022 für Nahrungsergänzungsmittel, die neu auf dem Markt kommen, verboten: Titandioxid oder auch E 171. Gerade in alten Chargen kann Titandioxid aber noch enthalten sein. Es wurde primär in Nahrungsergänzungs- bzw. Lebensmitteln verboten, da eine erbgutschädigende Wirkung nicht ausgeschlossen werden konnte. Titandioxid wurde zum Einfärben von Tabletten verwendet, damit diese eine leuchtend weiße Farbe bekommen. Daher ist es wahrscheinlich, dass dieser Stoff in Nahrungsergänzungsmitteln in Tablettenform häufiger enthalten ist als in Kapseln.

Tipp

Wenn du mehr Durchblick in Sachen potenziell hormonell oder negativ wirkender Inhaltsstoffe haben möchtest, schau dich einmal in deinem App-Store um. Dort gibt es ein paar Apps, die dir durch einen einfachen Scan der Produkte dabei helfen, die gesündere Entscheidung für dich zu treffen.

Ebenfalls diskutiert wird Talkum oder E 553b, da es bei äußerlicher genitaler Anwendung aufgrund des möglicherweise enthaltenen Asbests Eierstockkrebs begünstigen könnte. Genau dieser Punkt der möglichen Verunreinigung mit Asbest macht viele Verbraucher*innen hellhörig, sodass sie eher einen Bogen um Talkum machen, gerade wenn es, wie z. B. in Trockenshampoos, eingeatmet werden kann. In Nahrungsergänzungsmitteln wird Talkum noch als Trennmittel zwischen Tabletten und Dragees benutzt, damit diese nicht aneinanderkleben. Talkum oder Talk ist ein natürliches Mineral, das in Steinbrüchen abgebaut wird. Da Minerale meist nicht komplett rein sind und auch immer andere Stoffe enthalten sein können, ist hier die Reinheit nicht immer gegeben. In den gleichen Böden wie Talkum kommt oft auch Asbest vor, was eine Verunreinigung damit wahrscheinlicher macht. Grundsätzlich werden die gewonnenen Minerale auch auf den Asbestgehalt getestet. Dies erfolgt aber nur stichprobenartig, weshalb nicht auszuschließen ist, dass auch im Trennmittel zwischen deinen Nahrungsergänzungsmitteln Asbest enthalten ist.

Bei sensiblen Bäuchen und einer eher empfindlichen Verdauung kann es bei Inhaltsstoffen wie Magnesiumsalzen der Speisefettsäuren oder Magnesiumstearaten (E 470b) genauso zu Problemen kommen wie bei Carageen (E 407). Letzteres ist zudem oft in Speiseeis enthalten, daher schau einfach, ob dein Bauch reagiert oder nicht, wenn du diese Nahrungsergänzungsmittel oder auch Lebensmittel isst. Entscheide für dich selbst, welche Inhaltsstoffe in deinen Nahrungsergänzungsmitteln enthalten sein dürfen, sofern du denn welche einnehmen möchtest.

Allergien, Intoleranzen und Co.

Zu den negativen Reizen, die deine Endometriose bzw. deine Entzündungen weiter anfachen können, gehören auch die Unverträglichkeiten, Allergien und Intoleranzen.

Diese gehen häufiger mit Endometriose einher, als man vielleicht erwarten würde. Hier erkläre ich dir den Unterschied zwischen den einzelnen Begriffen. Beginnen wir mit der Erklärung, was Unverträglichkeiten, Allergien und Intoleranzen eigentlich sind und was der Unterschied zwischen den dreien ist.

Unverträglichkeiten

Schauen wir uns als Erstes die Unverträglichkeiten an, denn darunter kann man erst mal alles zusammenfassen, was du nicht verträgst. Ob der Grund dafür in einer Allergie oder einer Intoleranz gegenüber bestimmten Nahrungsbestandteilen liegt, muss dabei nicht geklärt sein. Fakt ist, bei einer Unverträglichkeit wird etwas nicht vertragen.

Der Grund dafür muss nicht zwangsläufig in einer Immunreaktion oder einem Enzymmangel liegen (dazu später mehr), auch zu viel Stress oder eine unausgeglichene Darmflora können zu einer Körperreaktion führen, die als Unverträglichkeit angesehen werden kann. Die Symptome können sich ähnlich äußern wie bei Allergien oder Intoleranzen. Das heißt, auch bei einer Weizenunverträglichkeit kannst du Kopf- oder Bauchschmerzen bekommen oder andere körperliche Symptome wie Müdigkeit wahrnehmen. Dein Körper sagt dir nur, dass das, was du ihm gegeben hast, zu viel war, dass du dich vielleicht nicht gut genug um deine Darmgesundheit gekümmert hast oder dass du allgemein besser für dich sorgen solltest.

Was hier helfen kann, ist, das Lebensmittel einige Zeit aus deinem Speiseplan zu nehmen und dich besonders gut um dich, deinen Körper und deine Psyche zu kümmern. Solltest du bemerken, dass dein Körper mit Bestandteilen deiner Ernährung überfordert ist, kann dir ein Ernährungstagebuch (Seite 26) helfen, etwas Licht ins Dunkel zu bringen. Darin schreibst du mindestens über einen Zyklus oder 4 Wochen lang auf, was du wann gegessen hast und wie es dir nach dem Verzehr und auch im Laufe des Tages ging. Du solltest daher idealerweise nicht nur deine Lebensmittel auflisten, sondern auch deine Emotionen, Symptome und vielleicht sogar deinen Zyklus tracken. So kannst du schnell für dich herausfinden, was dich belastet, und diese Sache umgehen.

Allergien

Eine Allergie besteht dann, wenn dein Körper systematisch, also wiederkehrend, eine Immunreaktion auf den Kontakt mit einem bestimmten Stoff zeigt. Der Grund dafür liegt darin, dass ein Stoff oder auch ein Lebensmittel als potenziell gefährlich für deinen Organismus eingeschätzt wird und daraufhin von deinem Körper unschädlich gemacht werden soll. Dein Körper bildet dafür Antikörper und sorgt für eine Entzündungsreaktion, um den potenziellen Angreifer unschädlich zu machen. Dabei wird Histamin (Seite 59) ausgeschüttet, was die allergischen Symptome verursacht.

Die Typen

Wie sich so eine Reaktion zeigt, ist ganz unterschiedlich. Das kann von leichten Hautausschlägen über Magen-Darm-Beschwerden, Fieber, Müdigkeit oder Schlafstörungen bis zu einem lebensbedrohlichen anaphylaktischen Schock mit Kreislaufzusammenbruch und Atemnot alles sein. Die häufigsten Symptome, die die meisten Hausstaubmilben- oder Pollenallergiker*innen kennen, sind die typische laufende Nase und die geschwollenen roten Augen – der Heuschnupfen – sowie allergisches Asthma als Körperreaktionen. Dieser sehr häufig vertretenen Allergietyp wird auch als Sofort-Typ und die Allergie als Typ-I-Allergie bezeichnet. Bei diesem Typ treten die Symptome meist Sekunden bis Minuten nach Aufnahme des Allergens auf und sorgen durch Antikörper namens Immunglobulin E (IgE), die eine Histamin- und Prostaglandinausschüttung im Körper bewirken, für Symptome wie juckende Haut, laufende Nase, Niesen und Asthma. Weitere Allergietypen mit einem späteren Reaktionszeitpunkt sind der zytotoxische Typ (Typ-II-Allergie), der Immunkomplex-Typ (Typ-III-Allergie) und der Spättyp (Typ-IV-Allergie).[36] Neben der »klassischen« Pollenallergie gibt es noch eine Vielzahl anderer Allergien, z. B. Arzneimittelallergien, Nahrungsmittelallergien, Latexallergie, Hausstauballergie, Schimmelpilzallergie, Tierhaarallergien, Insektengiftallergien oder Nickelallergie. Diese fallen nicht zwangsläufig in einen bestimmten Typen. Das bedeutet, eine Arzneimittelallergie gegen Penicillin kann sowohl als Typ-I- als auch als Typ-III-Allergie auftreten.

Bin ich allergisch?

Um herauszufinden, wogegen du allergisch reagierst, wird am häufigsten der Pricktest durchgeführt. Dabei werden ausgewählte Allergene auf deine Haut gegeben und mit einem kleinen Piks in die oberste Hautschicht gebracht. Solltest du gegen eines der aufgetragenen Mittel eine Allergie haben, entsteht eine Hautreaktion, durch die nach einer gewissen Einwirkzeit abgelesen werden kann, auf welche Stoffe du empfindlich reagierst. Als Kontrollwirkstoff werden zum Vergleich reines Histamin und einmal kein Wirkstoff aufgetragen, um daran zu messen, wie stark die Reaktion deines Körpers auf die jeweiligen Allergene ist.

Zur genaueren Erklärung

Beim Test von Allergien spielen die beiden Antikörper IgE und IgG eine Rolle. Ig steht dabei für Immunglobulin, was ein Bestandteil unseres Immunsystems ist, G und E für den jeweiligen Immunglobulin-Typ, der getestet wird. Aussagekräftig in Bezug auf mögliche Nahrungsmittelallergien ist nur das IgE. Ein erhöhter Spiegel von IgE kann eine Sensibilisierung für ein bestimmtes Nahrungsmittel anzeigen. IgG wird im Vergleich dazu bei gesunden Personen auch als normale Reaktion auf häufig gegessene Lebensmittel ausgeschüttet. Das kann bei IgG-Tests dazu führen, dass die Empfehlung lautet, auf deine liebsten Lebensmittel zu verzichten, obwohl sie vielleicht gar kein Problem für deinen Körper darstellen. Isst du also oft Soja oder Weizen, kann der Test schnell ergeben, dass dein Körper darauf reagiert. Das ist aber kein klarer Beweis für eine wirklich vorliegende Allergie.

Gerade bei Lebensmitteln kann aber auch ein Bluttest Klarheit bringen. Der bietet sich vor allem beim Soforttyp an, da dabei vom Körper spezifische Antikörper gebildet werden, die bereits erwähnten IgE-Antikörper. Diese Tests werden, anders als der Pricktest, spezifisch auf bestimmte Lebensmittel angewandt. Daher sollte davor schon eine Idee bestehen, auf was getestet wird, auch weil die Tests oft nur bei gegebener Indikation, also einem handfesten Verdacht, von den Krankenkassen erstattet werden. Wichtig: Diese Tests sind nicht zu verwechseln mit den frei verkäuflichen Selbsttests, die oft das Immunglobulin G (IgG) testen und dadurch keine verlässliche Aussage bezüglich potenzieller Allergien liefern können.

Um eine Orientierung zu haben, was getestet werden soll, kann es helfen, vorab ein Ernährungs- und Symptomtagebuch zu führen. Dabei solltest du jedes Lebensmittel eintragen und die Uhrzeit, zu der du das Lebensmittel gegessen hast, da es bei Intoleranzen, aber auch bei Allergien erst nach einigen Stunden zu Symptomen kommen kann.

Was tun bei Allergie?

Der beste Weg, um deinen Körper nicht zu belasten, ist der Verzicht auf das Allergen. Bedeutet, wenn du weißt, worauf du reagierst, mach einen Bogen darum und schmeiß es aus deinem Speiseplan, damit es dein Körper nicht noch zusätzlich schwer hat. Man kann aber natürlich nicht alles vermeiden, gerade bei Pollen ist es schwer, einen Bogen um das Allergen zu machen. In diesem Fall können Antihistaminika, Mittel gegen das als Reaktion auf das Allergen ausgeschüttete Histamin, helfen. Insbesondere bei Heuschnupfen und Pollenallergien bieten sich Augentropfen und Nasensprays gegen die jeweiligen Körperreaktionen an. Inhalatoren gegen allergisches Asthma sollten Betroffene immer mit sich führen. Weitere Mittel zur Unterstützung gegen Allergien können Mastzellstabilisatoren und Glukokortikoide sein. Welche Medikamente für dich die richtigen sind, solltest du in jedem Fall mit deinem Arzt oder deiner Ärztin besprechen.

In manchen speziellen Fällen bietet sich auch eine spezifische Immuntherapie an, die sogenannte Hyposensibilisierung. Dabei wird deinem Körper mit kleinen, genau abgestimmten Dosen deines Allergens gezeigt, dass er nicht darauf reagieren muss. Das kannst du dir vorstellen wie bei Menschen, die ihre Angst vor Hunden ablegen möchten und Schritt für Schritt immer mehr Interaktion mit einem Hund zulassen: von der ersten zaghaften Kontaktaufnahme mit einem vielleicht eher kleinen Hund bis hin zum Streicheln eines großen Hundes. So erlernt dein Körper eine Toleranz gegenüber dem Allergen und bekämpft es nicht mehr als möglichen Feind.

Intoleranzen

Wenn du eine Intoleranz hast, fehlen deinem Körper aus unterschiedlichen Gründen Enzyme für die Verarbeitung oder den Abbau von Nahrungsmittelbestandteilen. Heißt, dein körpereigenes Abwehrsystem ist gar nicht beteiligt, wie es bei einer Allergie der Fall wäre. Trotzdem wird dein Körper belastet, denn es befinden sich Nahrungsbestandteile durch das Fehlen der Enzyme, die diese abbauen würden, in zu hohen Mengen an Orten in deinem Körper, in die sie nicht gehören, etwa deinem Dickdarm. Sie müssen dann trotzdem irgendwie auf einem alternativen Weg abgebaut oder aus dem Körper geschleust werden. Um das möglichst schnell zu gewährleisten, versuchen Darmbakterien an den unverdauten Resten ihr Glück, mit dem Ergebnis, dass Durchfälle, Bauchschmerzen oder Blähungen entstehen. Am häufigsten sind Fructose- oder Laktoseintoleranzen. Es gibt aber auch Intoleranzen gegen Alkohol oder Schmerzmittel.

> **Merke!**
>
> Jede Allergie und Intoleranz ist eine Unverträglichkeitsreaktion deines Körpers, aber nicht jede Unverträglichkeit ist eine Allergie oder Intoleranz.

Histaminintoleranz

Eine viel diskutierte Intoleranz ist die Histaminintoleranz. Was hier wirklich falsch läuft, ist noch nicht wirklich geklärt. Möglicherweise fehlen im Körper Enzyme, sodass die biogenen Amine, wie Histamin, die als Hormon oder Vermittler fungieren, nicht verarbeitet werden können. Zwei Enzyme stehen in Verdacht, durch ihren Mangel die Histaminintoleranz auszulösen. Das erste ist die Histamin-N-Methyltransferase (HNMT). Sie ist dafür verantwortlich ist, dass das Histamin in deinen Körperzellen abgebaut wird. Das zweite ist die Diaminooxidase (DAO), die in den Schleimhautzellen deines Dünndarms gebildet wird und dort das Histamin abbauen soll. Es wird davon ausgegangen, dass es, wenn eines der Enzyme oder sogar beide nicht in ausreichender Form vorhanden sind, zu allergieähnlichen Symptomen kommen kann. Gründe für das Fehlen dieser Enzyme können eine Darmentzündung oder andere Veränderungen im Darm sein. Da die Auslöser aber noch nicht gänzlich geklärt sind, ist auch nicht wirklich klar, ob oder wie die Histaminintoleranz behandelt werden kann. Es könnte sogar davon ausgegangen werden, dass ein Hormonungleichgewicht wie bei der Östrogendominanz Einfluss auf den Überschuss an Histamin nehmen könnte. Diese These ist aktuell noch nicht bewiesen.

Der Histaminintoleranz auf die Schliche kommen

So schwer wie die Auslöser der Histaminintoleranz sind auch die Symptome zu fassen. Diese können eine große Bandbreite einnehmen, sodass ihr Auftreten keiner klaren Struktur folgt. Mögliche Symptome können sein: Kopfschmerzen, Müdigkeit, Hautprobleme – wie z. B. der Flush, ein Erröten im Gesicht und oft auch auf Hals und Dekolleté –, Augenjucken, Niesen oder Naselaufen, Atembeschwerden, Blutdruckschwankungen, Menstruationsschmerzen, oder Magen- und Darmprobleme. Du siehst, aus dem gesamten Strauß an Allergie- und Intoleranzsymptomen ist etwas dabei. Das macht es natürlich nicht leicht, eine Histaminintoleranz zu erkennen und sie von Allergien oder anderen Intoleranzen zu unterscheiden.

Ein zentraler Weg, um einer Histaminintoleranz auf die Schliche zu kommen, geht auch wieder über das Ernährungstagebuch, in dem deine Symptome und alles, was du gegessen hast, dokumentiert werden. Treten Symptome im Zusammenhang mit Lebensmitteln auf, die viele biogene Amine bzw. Histamin enthalten, kann davon ausgegangen werden, dass du diese meiden solltest. Besonders histaminhaltige Lebensmittel sind Räucherwaren, Tomatenprodukte, Rotwein, Whiskey, fermentierte Lebensmittel und auch Kakao.

Die Ernährungsumstellung

Um mit einer Histaminintoleranz umgehen zu können, wurde eine Leitlinie entwickelt, die eine dreistufige Ernährungsumstellung empfiehlt. Die erste Phase ist die Karenzphase, also die Verzichtsphase, in der du für 10–14 Tage auf biogene Amine wie Histamin verzichten solltest. Empfohlen wird dafür eine gemüsebetonte Mischkost, die auch deine Verdauung unterstützen soll. Bedeutet, viel histaminarmes Obst und Gemüse und wenig Fleisch sowie Zucker oder Alkohol. Leicht verdauliche Gemüsesorten für diese Phase sind Blumenkohl, Brokkoli, Gurken, Karotten, Fenchel, Pastinaken, Oliven, Rote Bete, Sellerie, Zucchini, Feldsalat, Rucola, gelbe oder rote Paprika. Natürlich darfst du in dieser Phase auch Obst essen. Als Obstsorten bieten sich fast alle Früchte an, mit Ausnahme von Zitrusfrüchten, Bananen, Erdbeeren und Avocados. Weitere erlaubte und unterstützende Lebensmittel mit Potenzial zur Entzündungssenkung sind Mandeln, Samen und Ölsaaten. Außerdem sind bei dieser Eingangsernährung Kartoffeln eine gute Beilage genauso wie Haferflocken oder Backwaren aus feinen Mehlen mit Type 450 oder maximal 630.

In der Karenzphase bieten sich außerdem Sauermilchprodukte an. Zu diesen gehören Joghurt, Buttermilch oder Kefir. Weitere gut verträgliche Milchprodukte sind Frischkäse, Mozzarella, Feta und wenig gereifte und nicht so lang gelagerte Käsesorten wie junger Gouda oder Butterkäse. Wenn du Fleisch essen möchtest, nimm am besten frisches mageres Fleisch wie Geflügel. Bei Fisch achte am besten darauf, dass er fangfrisch ist oder zumindest fangfrisch eingefroren wurde. Bei Eiern und Eierspeisen gibt es erst mal keine Einschränkungen, es könnte höchstens sein, dass du größere Mengen hart gekochter Eier nicht so gut verträgst. Das hat aber nichts mit dem Thema Histamin zu tun. Zum Anbraten, aber auch in Salaten sind im Grunde alle Öle erlaubt. Nimm da einfach das, was dir am besten schmeckt und auch ein gutes Fettsäureverhältnis hat, Rapsöl bietet sich z. B. zum Braten und Oliven- oder Leinöl

Ausmahlungsgrad von Mehlen

Auf deinen Mehlsorten steht häufig auch noch eine Nummer nach der Sorte, z. B. Weizenmehl 405 oder Dinkelmehl 1050. Die Typennummer zeigt an, wie hoch der Mineralstoffgehalt deines Mehls ist. Ein Dinkelmehl Type 630 hat also einen höheren Nährstoffgehalt (Vitamine, Mineralstoffe, Spurenelemente) als ein Weizenmehl Type 405. Gleichzeitig sind Mehle mit einer höheren Typenbezeichnung gröber und enthalten mehr Anteil der Schale des Getreidekorns. Vollkornmehl hat keine Typenbezeichnung. Bei ihm wurde das ganze Korn vermahlen. Besonders fein gemahlenes Mehl hat oft noch die Zusatzbezeichnung »glatt«, während »griffiges« Mehl gröber vermahlen ist.

für Salate an. Wie bereits erwähnt solltest du in dieser Phase auf Alkohol verzichten, um deinen Körper wieder zur Ruhe kommen zu lassen. Versuche auch Süßkram einzuschränken, um deinen Körper mit dem enthaltenen Zucker nicht zusätzlich zu fordern. Insbesondere Schokolade und Lakritze sollten am besten erst mal in der Schublade bleiben. Sollten sich in dieser Phase keine Besserungen einstellen, ist es ziemlich wahrscheinlich, dass die Ursachen für deine Beschwerden woanders liegen und nichts mit einer Histaminintoleranz zu tun haben.

Wenn du eine Veränderung wahrnimmst, folgt auf die Karenzphase eine bis zu 6 Wochen andauernde Testphase, in der die »Histamin-Diät« langsam ein bisschen aufgeweicht wird. Bedeutet, es werden gezielt histaminhaltige oder -provozierende Nahrungsmittel wieder eingeführt, um herauszufinden, welche individuell gut und welche nicht gut vertragen werden. Immer mit dem Ziel vor Augen, am Ende eine Ernährung zu haben, die du dein ganzes Leben lang gut und auch mit Spaß umsetzen kannst und die vor allem deinen Bedarf an Nährstoffen deckt. Dabei solltest du nicht nur mit einzelnen Lebensmitteln, sondern auch mit deren Menge variieren, um die lebensmittelindividuellen Grenzwerte auszuloten. Fange dabei immer mit kleinen Mengen an. In dieser Phase wird das Ernährungs- und Symptomtagebuch besonders wichtig, um individuelle Einflussfaktoren wie Stress, Menstruation oder Medikamenteneinnahmen einzubeziehen. Nimm alle 2 Tage etwas Neues dazu und beobachte genau, wie dein Körper reagiert. Lebensmittel, die jetzt getestet werden können, sind sauer eingelegtes Gemüse wie Sauerkraut, Soja und Sojaprodukte, Tomaten, Spinat, Auberginen oder Pilze. Beim Obst können nach und nach Zitrusfrüchte, Bananen, Erdbeeren oder Avocados getestet werden. Alle Nüsse dürfen wieder auf dem Speiseplan stehen. Getestet wird im Grunde alles, was du vorher auch gegessen hast. Auch Schokolade und Lakritze dürfen dann in kleinen Mengen mal wieder auf dem Teller landen, genauso wie geräucherte oder in Dosen eingekochte tierische Produkte wie Fisch oder Fleisch. Wichtig: Geh dabei bedacht vor und kombiniere gerade am Anfang nicht mehrere histaminhaltige oder -auslösende Nahrungsmittel miteinander, um deinen Körper nicht mit der Mischung zu überfordern.

Wenn du die Testphase durchlaufen hast, kannst du auf ihrer Basis anschließend deine dauerhafte Ernährung so anpassen, dass

Körperreaktionen aufgrund von Histamin kein Thema mehr für dich sein sollten. Aber auch da sind Schwankungen, vor allem bei einem natürlichen Zyklus, normal. Achte einfach gut darauf, was dein Körper dir sagt, und handle danach, dann hast du schon viel gewonnen.

Laktoseintoleranz

Ein grummelnder Bauch nach einem Schluck Milch oder der schnelle Gang aufs Klo nach Omas Sahnetorte sind sicherlich vielen bekannt, die an einer Laktoseintoleranz leiden. Bei einer »normalen« Verdauung wird, nachdem du ein Milchprodukt gegessen hast, der Zweifachzucker Laktose in deinem Dünndarm durch das Enzym Laktase in die Einfachzucker Galaktose und Glucose gespalten, damit es dann so zerkleinert von der Darmschleimhaut aufgenommen werden kann. Fehlt genau dieses Enzym, kann der Milchzucker Laktose nicht oder nur teilweise aufgenommen (absorbiert) werden. Durch diese Malabsorption (schlechte Aufnahme) kann die Laktose weiter in den Dickdarm transportiert werden, wo sie dann zu Beschwerden führt, weil die Darmbakterien versuchen, die nicht zersetzte Laktose zu zerkleinern. Dabei entstehen Gase wie Wasserstoff (H2) und/oder Methan, die dann die Verdauungsprobleme mit auslösen. Somit ist die Laktoseintoleranz-Reaktion eigentlich die Folge einer Laktosemalabsorption, also der schlechten Aufnahme der Laktose in deinem Dünndarm.

Mögliche Gründe

Dieser Mangel des Enzyms Laktase kann unterschiedliche Gründe haben. Der häufigste ist der physiologische, genetisch bedingte Laktasemangel. Dieser entsteht, weil der Körper mit dem Heranwachsen nicht mehr auf Muttermilch angewiesen ist und daher diese Enzyme im Grunde nicht mehr benötigen würden. Bei vielen Europäer*innen ist es genetisch so angelegt, dass über die Stillzeit hinaus Milch vertragen werden kann. Du siehst, auch die Genetik spielt eine große Rolle dabei, ob und wie lange du Laktose verträgst. Aber es gibt auch Säuglinge, die von Geburt an keine Laktase produzieren können, diese Fälle sind jedoch sehr selten. Wenn du rein vom genetischen Standpunkt aus Laktose vertragen müsstest, es aber bei Laktoseverzehr zu Problemen kommt, kann es sein, dass du eine erworbene, aber nicht genetische (sekundäre) Laktoseintoleranz hast. Diese kann eintreten, wenn es zu einer Schädigung der Darmschleimhaut gekommen ist. Mögliche Auslöser für die Schädigung können chronisch-entzündliche Darmerkrankungen wie Morbus Crohn, Infektionen des Magen-Darm-Traktes, Glutenunverträglichkeit oder auch Nahrungsmittelallergien sein. Diese Laktoseintoleranz kann wieder verschwinden, z. B. dann, wenn du deiner Darmschleimhaut die Möglichkeit zur Erholung gibst.

Die Diagnose

Um herauszufinden, ob du eine Laktoseintoleranz bzw. eine Laktosemalabsorption hast, gibt es mehrere Wege. Der erste ist die Beobachtung, also dass du erst einmal Symptome wahrnimmst, wenn du laktosehaltige Lebensmittel gegessen hast. Typische Symptome sind Blähbauch, Völlegefühl, laute Darmgeräusche, Bauchschmerzen, Übelkeit (selten auch mit Erbrechen) und insbesondere Durchfall, aber auch Verstopfung kann durch das Methan im Darm in seltenen Fällen auftreten. Die Symptome können bereits nach 15 Minuten auftreten oder auch erst nach 2 Stunden. Daher kann es helfen, die Uhrzeiten der Mahlzeit und des Beginns der Symptome genau festzuhalten. So kannst du rückblickend Muster und Zusammenhänge feststellen.

Eine Frage, die oft gestellt wird, ist, wie und wieso diese Symptome entstehen. Es ist im Text schon ein bisschen angeklungen: Blähungen und Bauchschmerzen entstehen durch die Gase, die von den Bakterien im Dickdarm beim Zersetzen des unverdauten Milchzuckers produziert werden. Dabei entstehen auch noch weitere Abfallstoffe wie Milch- und Fettsäuren. Diese wirken »wasserziehend«, d. h., es fließt dadurch mehr Flüssigkeit in den Darm und erzeugt so Durchfall. Wenn als Abfallstoff von den Bakterien mehr Methan produziert wird, kommt es eher zu Verstopfungen, weil das Methan deinen Darm ausbremst und eher träge machen kann.

Wenn du diese oder ähnliche Symptome bei dir beobachtest, kannst du mit deinem Arzt oder deiner Ärztin deine Laktoseintoleranz-Symptome noch einmal mit einem Test belegen. Am häufigsten werden Laktoseintoleranz-Tests mittels Blutzucker- und H2-Atemtest durchgeführt.

Für den H2-Atemtest darfst du mindestens 12 Stunden vor deiner Testung nichts mehr essen und nur noch Wasser trinken. Bei diesem Test wird dein H2-Wert in deiner Ausatemluft gemessen. Der im Dickdarm produzierte Wasserstoff (s. o.) wird über dein Blut in die Lungen abgegeben, von dir dann ausgeatmet und kann so gemessen werden. Zuerst wird dein Nüchternatem als Ausgangspunkt gemessen. Für die Messung musst du in ein spezielles Messgerät atmen. Anschließend bekommst du ein Getränk mit gelöster Laktose zum Trinken. Dann werden in bestimmten Zeitabständen, oft alle 10–30 Minuten, weitere Atemtests durchgeführt und der jeweils gemessene H2-Wert notiert. Insgesamt dauert der H2-Atemtest zwischen 2 und 4 Stunden. Dabei können natürlich auch körperliche Symptome, wie du sie sonst bei dem Verzehr von Lebensmitteln mit Laktose hast, auftreten. Steigt der H2-Wert während der Testung an, kannst du sicher sein, dass du zumindest weniger Laktose verstoffwechseln kannst.

Beim Blutzuckertest wird erst dein Nüchternblutzucker bestimmt. Das heißt, auch hier musst du vor dem Test einige Zeit nüchtern bleiben. Auch hier bekommst du eine Laktoselösung zu trinken. Nach dem Trinken wird über bis zu 3 Stunden in regelmäßigen Abständen dein Blutzucker gemessen. Erhöht sich dieser nicht, weiß dein Arzt oder deine Ärztin, dass keine Laktose vom Blut aufgenommen wird und dass wahrscheinlich eine Laktoseintoleranz besteht.

Die größte Gewissheit darüber, ob du eine Laktoseintoleranz hast oder entwickeln könntest, bekommst du durch einen Gentest. Durch diesen Test kann sogar gezeigt werden, ob und in welchen Situationen du zu einer Laktoseintoleranz neigst. Du kannst das Gen für eine Laktoseintoleranz haben und die über Blutzucker und H2-Atemtest messbare Laktoseintoleranz erst zu einem späteren Zeitpunkt in deinem Leben, unter Stress oder Krankheit, bekommen. Heißt, so richtig Bescheid weißt du erst, wenn du deine Gene kennst. Ob und welche Tests deine Krankenkasse übernimmt, variiert sehr stark. Daher hast du am schnellsten Gewissheit, wenn du mit deinem Anliegen einmal an deine Krankenkasse und deinen behandelnden Arzt oder deine behandelnde Ärztin herantrittst.

Was tun bei Intoleranz?

Anders als bei einer Fructoseintoleranz hast du die Möglichkeit, bei einer Laktoseintoleranz das fehlende Enzym Laktase in Tablettenform einzunehmen, um deinem Körper die Aufnahme von Laktose zu ermöglichen. Außerdem gibt es auf dem Markt eine große Auswahl an laktosefreien Produkten, denen die richtige Menge Laktase für die enthaltene Laktose schon zugesetzt wurde. Dadurch, dass in ihr dann nur die beiden Einfachzucker Galaktose und Glucose enthalten sind, schmeckt laktosefreie Milch oft süßer als »normale« Kuhmilch.

Solltest du keine laktosefreien Produkte zur Hand oder Lust auf laktosehaltige andere Produkte wie Süßigkeiten oder auch Wurst- oder Backwaren haben, können die genannten Laktasetabletten helfen. Jedoch musst du dabei deinen Laktasebedarf selbst einschätzen. Die Tabletten werden oft nach dem FCC-Wert unterteilt. FCC steht für »Food Chemical Codex«, dieser Kodex zeigt an, wie hoch dosiert die Enzyme in den Tabletten tatsächlich sind. Tabletten mit einem FCC-Wert von 300 enthalten z. B. eine Laktasemenge von 21 mg, mit der dein Körper 1,5 g Laktose abbauen kann. Diese Menge entspricht ungefähr der Menge in 50 g Crème fraîche. Mit dem FCC-Wert 500 kann dein Körper mit 35 mg Laktase dann schon 2,5 g Laktose abbauen, was rund 50 g Schmelzkäse entspricht. Wie viel Laktase du aber tatsächlich brauchst, hängt davon ab, wie viel Laktase dein Körper noch selbst produziert und wie viele Milchprodukte du essen möchtest. Das erfordert gerade am Anfang etwas Übung, du kommst aber schnell dahinter, wie viel Laktase du für Omas Käsekuchen tatsächlich benötigst.

Intoleranz gegen Fructose und Sorbit

Zwei weitere häufig auftretende Intoleranzen sind die Fructose- und die Sorbitintoleranz. Beide sind für die Betroffenen oft mit einem größeren Aufwand bei der Ernährung verbunden als die Laktoseintoleranz. Diese Diagnose wirkt für viele erst einmal wie ein großer Berg an möglichen Problemen und Hindernissen. Zum Glück ist es meist nicht so kompliziert und wenn man sich erst einmal eingefunden hat in der Welt der Fructose und des Sorbits, ist es meist relativ leicht, seinen Weg zu finden. Auch hierfür gibt es Apps, die dir mittels Scans verraten, welche Mengen an Fructose oder Sorbit in den Lebensmitteln enthalten sind. Dann steigen wir mal ein und bringen ein bisschen Licht ins Dunkel, was eine Fructose- bzw. Sorbitintoleranz eigentlich ist.

Die Fructoseintoleranz

Bei der Fructoseintoleranz gibt es unterschiedliche Formen. Eine eher seltene Form ist die angeborene hereditäre Fructoseintoleranz, die wie andere Intoleranzen auch durch das Fehlen eines Enzyms, der in der

Was ist eigentlich Fructose?

Fructose ist ein Monosaccharid, also ein einzelnes Zuckermolekül, das z. B. zusammen mit Glucose, auch ein Monosaccharid, das Disaccharid Saccharose bildet, unseren ganz normalen Haushaltszucker. Fructose kommt in der Natur, wie der Name schon sagt, unter anderem in Früchten vor.

Leber gebildeten Aldolase B, ausgelöst wird. Diese Form der Fructoseintoleranz tritt nur in ungefähr einem von 20.000–30.000 Fällen auf.[37] Die häufigere Variante ist die Fructoseintoleranz aufgrund einer Fructosemalabsorption, also die schlechte oder unzureichende Aufnahme von Fructose im Körper.

Da gerade in der modernen westlichen Ernährung in vielem Süßkram Fructose als Zuckerersatzstoff verwendet wird, kann es auch schneller einmal vorkommen, dass in deinem Dünndarm nicht genug Transportproteine, die sogenannten GLUT5 und GLUT2, vorhanden sind. Heißt also, wenn nicht genug Fructose im Dünndarm, primär durch GLUT5, aufgenommen und in deine Blutbahn weitertransportiert werden kann, sprich, nicht absorbiert werden kann, gelangt zu viel Fructose in den Dickdarm. Dort kann sie nicht mehr aufgenommen werden und es kommt zu einer intestinalen Fructoseintoleranz. Diese zeigt sich dann in körperlichen Reaktionen wie Magen-Darm-Beschwerden mit Bauchschmerzen, Durchfall, Blähungen oder Sodbrennen. Bedeutet, eigentlich ist die Intoleranz nur das Symptom der schlechten Aufnahme (Malabsorption) der Fructose. Zum Glück hat der Großteil der Bevölkerung nicht das Problem, dass besagte Enzyme fehlen. Trotz allem kann es auch mal ohne eine Fructoseintoleranz vorkommen, dass du deinen Körper mit Fructose überforderst, z. B. durch große Frucht-Smoothies und Süßkram.

Diagnose einer Fructoseintoleranz und Behandlung

Wenn du aber den Verdacht hast, dass du Fructose nicht gut verstoffwechseln kannst, ist auch hier einer der ersten sinnvollen Schritte ein Termin für einen H2-Atemtest, bei dem der von dir ausgeatmete Wasserstoff erst nüchtern, dann nach der Gabe einer Fructosetrinklösung gemessen wird. Das Ganze erfolgt wieder über einen Zeitraum von 3–4 Stunden, also plane dafür etwas Zeit ein. Vor diesem Test wird auch oft ein Gentest angesetzt, um die anfangs beschriebene hereditäre Fructoseintoleranz auszuschließen.

Wenn sich nach einem dieser Tests herausstellt, dass du Fructose nicht optimal aufnehmen kannst, wird, ähnlich wie bei der Histaminintoleranz, deine Ernährung in 3 Phasen umgestellt.

In der Karenzphase wird für max. 14 Tage weitestgehend auf Fructose verzichtet. Fructosearme Obstsorten sind grüne Bananen, Rhabarber, Avocado oder auch Nüsse und verschiedene Samen. Gemüsesorten, die du in dieser Phase gut essen kannst und die auch allgemein bei einer alleinigen Fructosemalabsorption gut verträglich sind, sind Blumenkohl, Brokkoli, Chinakohl, Feldsalat, Gurke, Kürbis, Rote Bete, Rucola, Spinat, Sellerie oder Zucchini. Bei gesüßten Lebensmitteln ist in dieser Auslassphase besondere Vorsicht geboten, da einige Zuckersorten Fructose enthalten. Zuckersorten, die bei Fructoseintoleranz meist gut vertragen werden, sind Traubenzucker, Malzzucker oder reine Süßstoffe. Um ganz sicherzugehen, solltest du in dieser Phase den Süßkram lieber weglassen. Auch in manchen Fleisch- oder Fleischersatzprodukten kann Zucker enthalten sein, daher lies die Zutatenliste genau, bevor du die Lebensmittel mit nach Hause nimmst.

Süßungsmittel, hinter denen sich Fructose versteckt, sind

- Fructose,
- Fructosesirup,
- Maissirup,
- Fructose-Glucose-Sirup,
- Agavendicksaft und
- jede andere Form des Dicksaftes.

Sei insgesamt vorsichtig bei der Gruppe der Zuckeralkohole und Süßstoffe, wie Sorbit, Sorbitol, Mannit, Maltiol, Maltit, Isomalt, Palatinit, Lactic, Lactiol, Xylit sowie Erythrit. Sie können ebenfalls die Aufnahme von Fructose im Darm hemmen und deine Symptome noch verstärken.

Nach der Karenzphase kannst du, genauso wie bei der Histaminintoleranz, langsam Stück für Stück einzelne Lebensmittel mit Fructose wieder in deinen Speiseplan aufnehmen. Mach auch hier immer einen Tag Pause, bevor du ein neues Lebensmittel dazunimmst, um genau zu beobachten, was du verträgst. Lebensmittel, auf die du aber wahrscheinlich langfristig oder zumindest in großen Mengen verzichten musst, sind einige Süßigkeiten, v. a. die mit Fruchtzucker oder Fructose-Glucose-Sirup, Fruchtsäfte, frische Sojabohnen, Trockenfrüchte allgemein, genauso wie große Mengen Äpfel, Birnen, Feigen oder Weintrauben.

Taste dich in den 6 Wochen Testphase langsam an die Fructosemengen heran, die du gut verträgst. Zusätzlich kannst du dir natürlich für die komplette Karenz- und Testphase Unterstützung von einer Ernährungsfachkraft holen, um einen Überblick über das zu bekommen, was in welcher Phase sinnvoll ist. So kannst du auch sicher sein, dass du nicht zu irgendeinem Zeitpunkt zu wenig Nährstoffe bekommst.

Tipp

Um Fructose besser aufnehmen zu können, kann es helfen, fructosehaltige Lebensmittel mit proteinhaltigen Lebensmitteln zu kombinieren, z. B. Obst mit Magerquark oder Joghurt.

Langfristig kommst du, auch um deinen Körper nicht zusätzlich zu belasten, an einer Umstellung deiner Ernährung und dem Vermeiden von Lebensmitteln bei einer Fructoseintoleranz nicht vorbei.

Die Sorbitintoleranz

Bei einer Sorbitintoleranz, die auch oft in Kombination mit der Fructoseintoleranz auftritt, wird der Sorbit im Dünndarm nicht aufgenommen und sorgt dann im Dickdarm für Probleme. Außerdem kann durch zusätzlichen Sorbit in der Ernährung weniger Fructose aufgenommen werden, was auch bei einer nicht bestehenden Fructoseintoleranz zu Beschwerden bei der Einnahme von Fructose führen kann. Der Grund dafür liegt darin, dass Sorbit im Körper zu Fructose umgewandelt wird, wodurch die Symptome der Fructosemalabsorption noch verstärkt werden können. Die Symptome einer Sorbitintoleranz sind die gleichen wie die einer Fructoseintoleranz, es kommt dabei zu Blähungen, Bauchschmerzen, Aufstoßen und/oder Übelkeit.

Für dich zur Info: Sorbit ist ein Zuckeralkohol und kommt genauso wie Fructose hauptsächlich in Früchten wie Äpfeln, Birnen, Pflaumen oder Aprikosen vor. Besonders konzentriert findest du Sorbit in Trockenobst, da darin bei der gleichen Masse

Obst durch das fehlende Wasser viel mehr Fructose bzw. Sorbit enthalten ist. Frisches Obst hat vergleichsweise wenig Sorbit. Als sorbitarm gelten Bananen, Orangen, Mandarinen, Zitronen, Ananas, Kiwis, Wasser- und Zuckermelonen.

Auch in der Lebensmittelherstellung wird Sorbit gerne verwendet. Er wird als Zuckerersatzstoff oder auch als Inhaltsstoff ohne Karieswirkung in Zahnpasta oder Kaugummi genutzt. Oft enthalten auch Brausetabletten, Lebensmittel für Diabetiker*innen und Kosmetika Sorbit, auf die du dann verzichten solltest. Beispielsweise findest du ihn unter der Bezeichnung E 420 auf Lebensmittelverpackungen.

Was tun bei Sorbitintoleranz?

Wichtig ist, herauszufinden, wie viel Sorbit dein Körper aufnehmen kann. Dabei hilft es, mal einige Zeit komplett auf Sorbit zu verzichten und ihn danach langsam wieder in kleinen Mengen in deine Ernährung zu integrieren. Ein Ernährungstagebuch (Seite 26) kann dir dabei helfen, die richtigen Mengen und sinnvolle Lebensmittelkombinationen ausfindig zu machen.

Da eine Sorbitunverträglichkeit nicht heilbar ist, solltest du für dich die verträglichen Lebensmittel herausfinden und andere am besten vermeiden oder einschränken, denn nur so hast du die Möglichkeit auf eine entspannte Verdauung. Auch dabei können dir Apps helfen, die über einen Scan sorbit- oder fructosehaltige Lebensmittel für dich kenntlich machen.

Um verlässlich herauszufinden, ob du eine Sorbitintoleranz hast, kannst du bei deinem Arzt oder deiner Ärztin einen H2-Atemtest machen. Auch hier wird die erste Messung auf nüchternen Magen gemacht. Das bedeutet, dass du vor dem Test nichts essen oder trinken und im Idealfall sogar keine sorbithaltigen Zahlpflegeprodukte verwenden solltest. Danach bekommst du eine Sorbitlösung zu trinken und es werden in regelmäßigen Abständen weitere Atemgas-Testungen gemacht. Spätestens nach diesem Test hast du dann für dich die Gewissheit, ob der Verzicht oder die Einschränkung von Sorbit sinnvoll sein kann.

Sollte bei dir eine der beiden Intoleranzen nachgewiesen werden, ist es wichtig, deine Ernährung dementsprechend anzupassen, um deinen Körper nicht zusätzlich zu stressen, deinen Darm zu schonen und so langfristigen Nährstoffmängeln vorzubeugen.

Wichtig: Egal ob Fructose- oder Sorbitintoleranz, bei beiden gibt es die Möglichkeit, zu schlemmen und das Leben zu genießen. Am Anfang kann einen so eine Diagnose vielleicht etwas überfordern, aber auch da sitzt du nicht alleine im Boot und kannst dir z. B. über Apps tolle Unterstützung holen.

Wichtig!

Wenn du eine Sorbitunverträglichkeit hast, beobachte ganz genau, wie gut du andere Zuckeraustauschstoffe verträgst. Möglicherweise können Mannit (E 421), Isomalt (E 953), Maltit (E 965) und Lactit (E 966) aus zuckerreduzierten Lebensmitteln, Saucen, Marmeladen und Brausetabletten zu ähnlichen Bauch- und Verdauungsbeschwerden führen.

Glutensensitivität vs. Zöliakie

Weitere Stressoren für deinen Körper können eine Zöliakie oder eine Glutenunverträglichkeit sein.

Die Zöliakie

Die Zöliakie wird oft im Zusammenhang mit Unverträglichkeiten oder Intoleranzen nicht erwähnt. Das hat den Grund, dass sie eine Sonderstellung einnimmt und keine Allergie oder Intoleranz ist. Bei der Zöliakie handelt es sich um eine chronisch entzündliche autoimmune Erkrankung des Darms, deren Eintreten durch die Vererbung bestimmter Gene wahrscheinlicher wird. Der Anteil aller Betroffenen wird aktuell auf unter 1,5 % der deutschen Bevölkerung geschätzt. Die Werte können nur geschätzt werden, da es ähnlich wie bei der Endometriose eine sehr hohe Dunkelziffer gibt. Denn auch die Zöliakie – das Chamäleon der Gastroenterologie – zeigt sich auf sehr unterschiedliche Arten und Weisen.

Die Symptome können von allgemeiner Antriebs- oder Appetitlosigkeit über Magen-Darm-Probleme mit Durchfall oder Übelkeit bis hin zu einer schlechten Aufnahme von Nährstoffen, Hautproblemen oder psychischen Problemen reichen. Diese Symptome können sich aber auch gegenseitig beeinflussen. Das beste Beispiel dafür kennt wahrscheinlich die eine oder der andere, nämlich die Müdigkeit und die damit einhergehende schlechte Stimmung durch einen Eisen- oder Vitamin-B12-Mangel.

Die Symptome kommen vom Verzehr des Gliadins, das zusammen mit Glutelinen das Gluten bildet, welches die Entzündung im Magen-Darm-Trakt verstärkt und dadurch begünstigt, dass sich die Darmzotten (die Erhebungen der Darmschleimhaut), die unter anderem für die Aufnahme von Nährstoffen verantwortlich sind und die Heimat von vielen Helfern im Darm wie zahlreichen Darmbakterien sind, zurückbilden. Diese Schäden im Darm können nicht nur einen Nährstoffmangel nach sich ziehen, im schlimmsten Fall kann es dabei auch zu weiteren Darmerkrankungen wie Darmkrebs kommen.

Die Diagnose einer Zöliakie und die Folgen

Ähnlich wie bei der Endometriose ist auch der Weg zu einer Zöliakiediagnose oft lang. Nach einer Stuhluntersuchung und der Anamnese von Symptomen und familiären Vorerkrankungen werden Immunglobuline im Blut gemessen. Anders als bei den Allergien – bei denen das IgE gemessen wird – wird hierbei das Immunglobulin A überprüft. Voraussetzung für diese Messung ist, dass glutenhaltig gegessen wird, da nur dann die Immunreaktion auf Gluten im Blut sichtbar ist. Unter bestimmten Umständen wird zudem ein Gentest durchgeführt, der dann zusätzlichen Aufschluss bringen kann. Im Anschluss an die Blutdiagnostik wird eine Darmspiegelung durchgeführt, während der eine Probe aus dem Dünndarm entnommen wird, die dann zusammen mit dem Bluttest Grundlage der Diagnose ist.

Das Resultat eines positiven Testergebnisses bedeutet dann, lebenslang auf glutenhaltige Lebensmittel zu verzichten. In manchen Fällen kann es schon ausreichen, wenn sich in Mikrorissen von Arbeitsmaterialen wie Besteck, Schneidebrettern und Kochgeschirr Glutenrückstände befinden, um Symptome auszulösen. Daher sollten in diesem Fall auch Küchengeräte, Geschirr, Besteck etc. sicherheitshalber ausgetauscht werden.

Was im ersten Moment so einfach klingt – »Lass doch einfach Gluten weg!« –, ist gerade am Anfang gar nicht so einfach. Eine Klientin sagte mal zu mir: »Wir sind halt eine Brot-und-Kuchen-Nation, da ist es echt verdammt schwer, diese sozialen Events ohne Kaffee und Kuchen zu überstehen.« Zum Glück gibt es mittlerweile schon einige gute glutenfreie Ersatzprodukte, die es leichter machen, auch mal auswärts zu essen. Je nachdem, wie empfindlich du auf Gluten reagierst und wie frei der Arbeitsbereich und die Utensilien im Restaurant von Gluten sind, kann sich aber auch ein Auswärtsessen schwierig gestalten. Gut vertragen werden oft – sofern sie nicht mit Gluten in Berührung gekommen sind – Reis, Mais, Kartoffeln, Sojabohnen, Buchweizen, Hirse, Quinoa, Amarant, Maniok und glutenfrei gekennzeichneter Hafer.

Nachteile glutenfreier Lebensmittel sind ganz klar der Preis und die Tatsache, dass Soja enthalten sein kann, dessen Wirkung auf die Endometriose bei häufigem Verzehr noch nicht gänzlich geklärt ist. Zum Glück lässt sich glutenfreies Mehl auch einfach selbst herstellen und kann aus vergleichsweise günstigen Zutaten wie 350 g Kartoffelstärke, 650 g Reis- oder Maismehl und 4–8 TL Johannisbrotkernmehl oder Flohsamenschalen zusammengestellt werden. Je nach Geschmack kann aber auch anderes Hülsenfruchtmehl anstatt des Reis- oder Maismehls verwendet werden. Welches Mehl du nimmst, hängt letztendlich davon ab, welches Gebäck du zubereiten möchtest und welche Zutaten du gut verträgst. Suppen und Saucen lassen sich beispielsweise sehr gut mit Kartoffel- oder Maisstärke andicken, sodass du in vielen Fällen gar kein Getreidemehl benötigst.

Hinweis zu Hafer

Streng genommen ist Hafer zwar glutenfrei, dadurch, dass er oft durch die Produktion oder den Anbau mit glutenhaltigen Lebensmitteln in Kontakt kommt, ist es sicherer, glutenfreien Hafer zu kaufen, um mögliche Symptome zu umgehen.

Für Keksteig eignen sich gemahlene Mandeln, und auch geschrotete Haferflocken und Haferkleie können gute Zutaten für süße Gebäcke sein. Hier sind deiner Kreativität keine Grenzen gesetzt. Es gilt, einfach mal ein paar Dinge auszuprobieren. Im Zweifelsfall kann dann immer noch auf die glutenfreien Mehlalternativen aus dem Supermarkt und auf glutenfreie Fertigprodukte zurückgegriffen werden.

Die Glutenunverträglichkeit

Im Vergleich dazu zeichnet sich die Glutenunverträglichkeit, Glutensensitivität oder auch nicht zöliakische Weizensensitivität dadurch aus, dass keine Zöliakie und keine Weizenallergie vorliegen, aber trotzdem Symptome aufgrund des Verzehrs von glutenhaltigen Lebensmitteln auftreten. Warum diese Symptome entstehen, ist nach aktuellem Stand der Wissenschaft noch nicht gänzlich geklärt. Die verschiedenen Namen rühren daher, dass noch nicht ganz klar ist, ob der Hauptverursacher allgemein Gluten oder nur Weizengluten ist. Die Glutensensitivität ist daher aktuell mehr eine Ausschlussdiagnose. Bedeutet also, wenn keine Zöliakie oder

Weizenallergie vorliegt, beim Verzehr von Weizen oder glutenhaltigen Lebensmitteln aber trotzdem Symptome wie Magen-Darm-Beschwerden (Schmerzen oder Blähungen) oder andere weniger spezifische Symptome wie Müdigkeit oder Kopfschmerzen auftreten, kann es sich um eine Sensitivität handeln.

Auch was bei einer Glutensensitivität im Körper passiert, ist noch nicht final geklärt. Es kann aber davon ausgegangen werden, dass örtlich Entzündungsprozesse angestoßen werden, die eventuell sogar die Funktion des Darmes in der Nährstoffaufnahme und der Verdauungsfunktion einschränken können. Die vielen Überschneidungen mit Reizdarmsymptomen machen hier eine klare Abgrenzung aber kompliziert. Ähnlich wie beim Reizdarm bietet es sich an, den Auslöser zu umgehen und besonders auf die eigene Darmgesundheit mit ausreichender Ballaststoffzufuhr, Flüssigkeitsaufnahme und dem Verzehr von probiotischen Lebensmitteln (Kefir, Kimchi, Joghurt, Kombucha) zu achten.

Dabei steht an erster Stelle, herauszufinden, ob du eher auf Weizen, weizenverwandtes Gluten oder allgemein Gluten reagierst. Mit Weizen verwandt sind z. B. Dinkel, Emmer oder Kamut. Wenn du diese nicht verträgst, bleiben dir also noch Roggen, Hafer und alle oben bei Zöliakie aufgelisteten Getreide und Pseudogetreide. Wenn das aber nicht ausreicht, um deine Symptome verschwinden zu lassen, sollten auch Roggen und andere glutenhaltige Lebensmittel sicherheitshalber von deinem Speiseplan verschwinden. Da Hafer ja streng genommen glutenfrei ist, sollte er bei einer Glutensensitivität kein Problem darstellen, und auch alle glutenfreien Produkte dürfen regelmäßig auf deinem Speiseplan stehen. Auch hier kann dir Aufmerksamkeit für deinen Körper und ein Ernährungs- und Symptomtagebuch helfen, um den »Übeltäter« ausfindig zu machen. Zusätzlich kann dir auch eine Ernährungsfachkraft helfen, ein bisschen Licht ins Dunkel zu bringen und deinen Weg zur richtigen Ernährung, die deinen Körper weniger stresst, ein bisschen zu verkürzen.

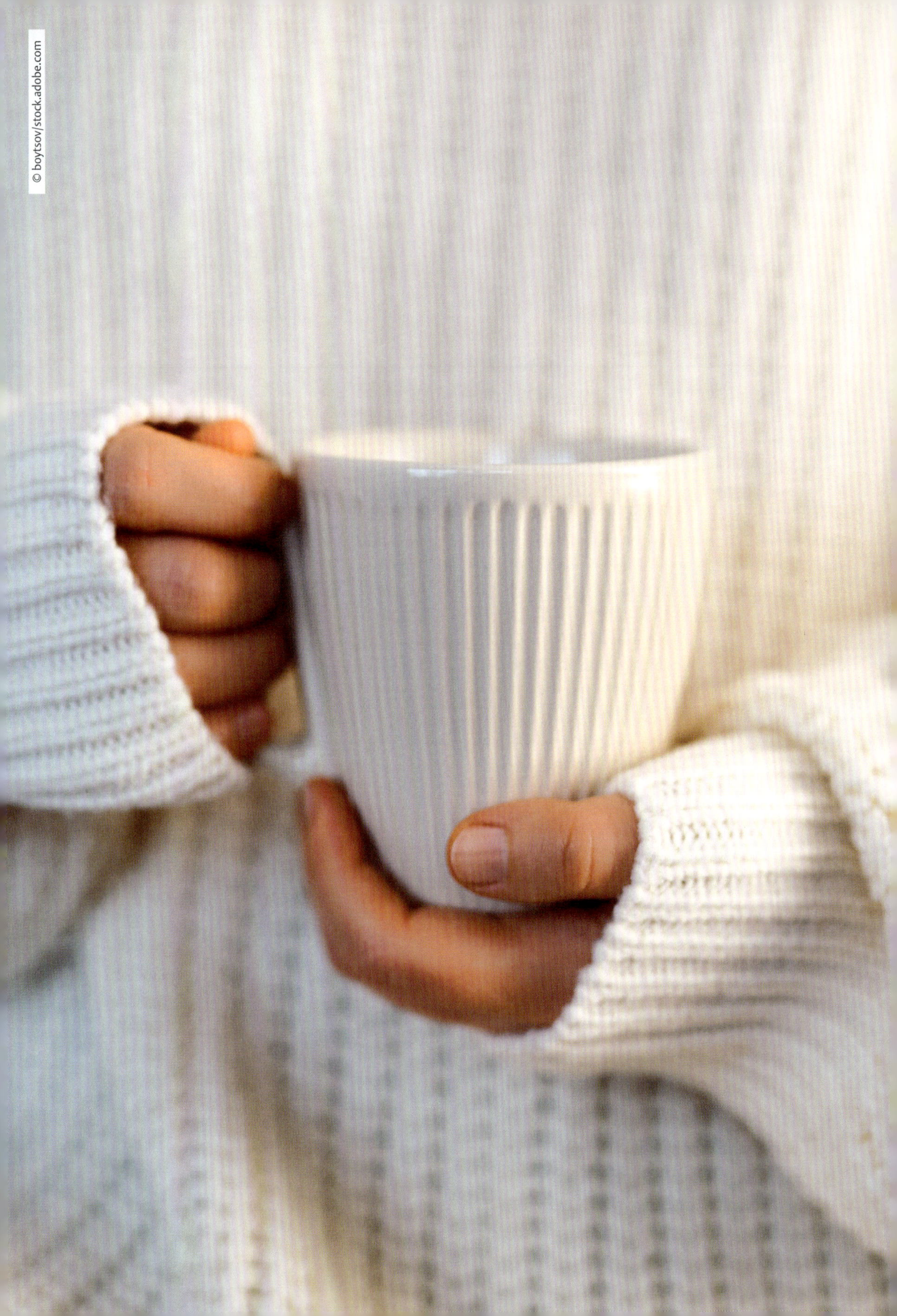

Entspannung für deinen Körper

Stress kann deine Endometriose befeuern, daher pass gut auf dich auf und reduziere ihn so gut es geht. Hier lernst du, was Stress mit deinem Körper macht und wie du ihm begegnest.

Stress im Kopf = Stress im Körper

Erfahre in diesem Kapitel, was Stress genau ist, welche Arten von Stress es gibt und welchen Einfluss sie auf deinen Körper haben können.

Bist du durch deinen Alltag, die Arbeit oder andere Faktoren in deinem Umfeld gestresst, wird in deinem Körper eine Kaskade an Stresshormonen losgetreten, die nachweislich entzündliche Prozesse im Körper befeuert.

Disstress und Eustress

Wichtig ist, zwischen negativem Disstress und positivem Eustress zu unterscheiden. Disstress entsteht, wenn dich z. B. deine Chefin zum wiederholten Male aus der Fassung bringt oder du lange Zeit immer wieder über deine emotionalen und körperlichen Grenzen gehst und dir zu wenig Zeit für Entspannung und Ruhe gönnst. Das können belastende Lebenssituationen wie lange Wohnungssuchen, Beziehungsprobleme oder Einsamkeit, aber auch chronische und akute Krankheiten sein. Eustress ist ein kleiner positiver Energieschub, der aufkommt, wenn du Sport machst, wenn du dich auf etwas freust oder mit Begeisterung an einem Projekt arbeitest. Wichtig ist zu verstehen, dass der Übergang zwischen beiden Stressarten fließend sein kann. So kannst du dich bei der Arbeit an einem Projekt, das dich begeistert, überarbeiten und auch beim Sport überanstrengen. Geh also regelmäßig in den Austausch mit deinem Körper und finde heraus, wo deine ganz individuelle Grenze liegt.

Was passiert in Stresssituationen?

Wenn du dich in stressigen Situationen befindest, werden »Fluchthormone« wie Adrenalin, Noradrenalin und Cortisol aufgeschüttet, die dich im Fall der Fälle so schnell wie möglich aus der Stresssituation fliehen lassen können. Bleibst du aber in den Situationen oder setzt dich diesen immer wieder aus, kann dein mentales und physisches Gleichgewicht gestört werden. Beispielsweise werden unter Stress wichtige Körperfunktionen herunterreguliert. Dazu gehört

u. a. deine Verdauung, da diese evolutionsbiologisch unserem Fluchtreflex untergeordnet ist. Bedeutet, Flucht geht immer vor Verdauung, da unsere Vorfahr*innen gut daran taten, zu rennen, wenn ein Raubtier hinter ihnen her war, ganz egal ob sie gerade noch um ein Feuer gesessen und gegessen hatten. Dieser Mechanismus ist dir erhalten geblieben und kann sogar bei Stress so weit führen, dass nicht nur schlechter verdaut wird und dadurch Verdauungsbeschwerden auftreten können, sondern dein Magen-Darm-Trakt auch schlechter durchblutet wird, was deine Darmschleimhaut durchlässiger für Viren, Bakterien und andere Stoffe wie Histamin machen kann. Zudem werden deine Mastzellen angeregt, was deine Darmbarriere zusätzlich stressen und zu vermehrter Ausschüttung von Histaminen, aber auch zu Symptomen wie denen einer Allergie, Erkältung, Entzündung oder Lebensmittelvergiftung führen kann. Somit kann der Stress im Körper noch mehr Stress auslösen, wenn du ihn nicht aktiv angehst und beseitigst.

Auch für deine Sexualhormone kann Stress eine Herausforderung sein. Stehst du häufig unter Stress, geht dies auf Kosten des Hormonspiegels, da beispielsweise Progesteron (als Gegenspieler der Östrogene) eine Vorstufe des Stresshormons Cortisol ist und somit zugunsten der Stressreaktion weiterverarbeitet wird. Entfällt somit aufgrund von Stress der Gegenspieler der Östrogene, können sich so deine Symptome verstärken. Zudem kann das zusätzliche Histamin, das bei einer langfristigen Einschränkung der Verdauung durch Stress freigesetzt werde kann, deinen Östrogenspiegel zusätzlich erhöhen. Wenn du dann noch zusätzlich Umwelteinflüssen, wie Hormonen in Lebensmitteln (Milchprodukte, Soja, Fleischprodukte), Weichmachern in kunststoffhaltigen Verpackungen oder hormonell wirkenden Pestiziden auf Nahrungsmitteln ausgesetzt bist, kann das dein System schnell überfordern. Das Resultat können dann beispielsweise verstärkte Schmerzen und Verdauungsbeschwerden sein. Damit es gar nicht so weit kommt, solltest du in erster Linie etwas für dich tun und dir immer mal wieder kleine Oasen schaffen, um diese Stresshormonkaskaden zu unterbrechen.

Für deine ganz individuelle Entspannungsstrategie habe ich dir hier ein paar kleine Tipps und später noch ein paar Techniken zur Unterstützung zusammengestellt.

Dein »Feier«-Abend-Menü

Zuallererst: Nimm dir ungestört Zeit für dein Essen, auch bei gemeinsamen Mahlzeiten. Atme vor dem Essen einfach ein paarmal tief durch. Lass den Fernseher aus und platziere das Handy außer Reichweite. Sei auch einmal nicht erreichbar, besonders nach der Arbeit, und nimm den Feierabend als das, wofür er wortwörtlich steht: als Zeitraum, um dich selbst ein bisschen zu feiern. Sei es mit einem schönen Essen mit netten Leuten, einem Buch auf der Couch, Yoga, Ausdauersport oder einem Spaziergang durch die Nachbarschaft. Nimm dir Zeit für dich und deinen Körper, auch wenn es nur eine Minute tiefes Durchatmen ist.

Hier die Einladung: Schaff dir deine eigene Feierabendstrategie, mit der du nach einem stressigen Tag deinen Stresshormonen die Auszeit gönnst, die sie brauchen, um sich wieder zu regulieren. Um deine Ideen für deinen Feierabend sammeln zu können, habe ich dir auf Seite 92 einen klei-

Meine Feierabendstrategien nur für mich:

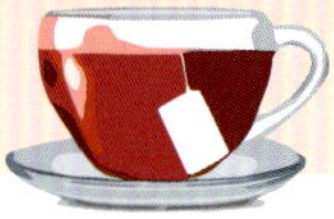

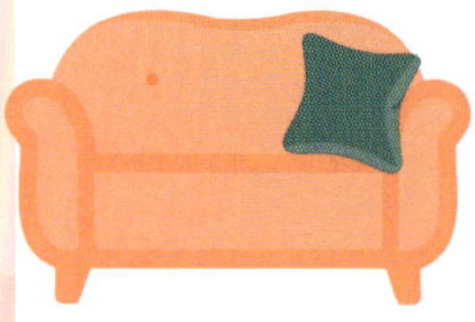

nen Bereich freigehalten, auf dem du deine Feierabend- und Entspannungsstrategien festhalten kannst. Du kannst sie dir natürlich auch auf einem Zettel notieren und an einem zentralen Ort in deiner Wohnung gut sichtbar aufhängen, damit du immer daran erinnert wirst.

Entspannen durch Düfte

Ein schöner Weg zur Entspannung geht über Düfte. Aromatherapie bezeichnet die Anwendung von Düften bzw. ätherischen Ölen zur Steigerung des Wohlbefindens, aber auch zum Behandeln von Ängsten, Schlafstörungen oder Depressionen. Ein paar Regeln: Achte darauf, dass du reine Öle verwendest, also das reine Pflanzendestillat. Diese können teilweise sogar nicht nur äußerlich, sondern auch innerlich angewandt werden. Geh dann einfach deiner Nase nach und lass dich von der folgenden Liste ein wenig inspirieren:

- Baldrian
- Lavendel
- Melisse
- Neroli
- Römische Kamille
- Ylang-Ylang
- Zitrusdüfte: Bergamotte, Lemongras, Mandarine, Orange, Zitrone

Aber auch andere Düfte können helfen. Jede*r hat unterschiedliche Düfte, die auf ihn oder sie entspannend wirken. Das können die Heckenrosen aus dem Nordseeurlaub oder der Geruch von Sonnencreme sein. Wenn du sehr geruchsempfindlich bist, es aber trotzdem einmal ausprobieren möchtest, kannst du die Düfte auch mit neutralem Öl verdünnen.

Rauchen schadet

Liebe*r Raucher*in, so sehr Rauchen manchmal hilft, die Nerven zu beruhigen, oder es vielleicht auch ein Gefühl des Dazugehörens vermittelt, für deinen Körper und v. a. für das Reduzieren deiner Endometriose-Symptome ist Rauchen nicht hilfreich. Es wurde schon bewiesen, dass Rauchen die Entstehung anderer entzündlicher Erkrankungen wie Rheuma fördert. Außerdem kann es das Immunsystem stressen und so weitere entzündliche Prozesse auslösen. Um bei einer Rauchentwöhnung Unterstützung zu bekommen, findest du Hilfe bei deiner Krankenkasse sowie auf dem »Rauchfrei«-Portal der Bundeszentrale für gesundheitliche Aufklärung (Seite 165).

« Halte hier deine persönlichen Feierabendstrategien fest.

Stress abbauen

Um über die bereits genannten Tipps noch weiter Stress abzubauen und so deine Endometriose-Symptome zu reduzieren, habe ich hier noch ein paar Hilfsmittel aufgeführt.

Embodiment – positive Emotionen verkörpern

Ein schönes Tool kommt aus dem Bereich Embodiment, auf Deutsch »Verkörperung«, und stellt quasi den Gegenpart zur Psychosomatik dar. Bei der Psychosomatik ist es so, dass die Psyche quasi den Körper vorschickt, um uns zu zeigen, dass etwas nicht stimmt. Wir haben also z. B. ständig Kopfschmerzen oder Übelkeit, weil uns etwas psychisch belastet oder wir uns zu wenig Ruhe gönnen. Beim Embodiment hingegen nutzen wir unseren Körper, um unsere Psyche zu beeinflussen. Die Grundannahme ist, dass wir bestimmte Körperhaltungen und Muskelspannungen mit Emotionen verbinden. Wenn wir traurig sind, sitzen wir oft zusammengesunken oder gekrümmt da. Wenn wir Angst haben, spannen wir automatisch unsere Muskeln an. Dieser Zusammenhang gibt uns aber auch die Chance, unseren Körper zu nutzen, um unsere Psyche positiv zu beeinflussen.

Wenn wir also eine andere Körperhaltung einnehmen oder bewusst unsere vielleicht erhöhte Körperspannung wahrnehmen und sie z. B. durch Entspannungsübungen senken, vermitteln wir unserer Psyche damit, dass es uns gut geht. Und das kann tatsächlich unsere Stimmung positiv beeinflussen und so den Stress reduzieren. Embodiment hat also nichts mit Verdrängung zu tun.

Ein einfaches Beispiel für Embodiment

Setz dich einfach mal zusammengekauert und klein auf die Couch und lass die Mundwinkel hängen. Beobachte dabei dein Gefühl. Fühlst du dich stark, einflussreich und glücklich? Ich möchte es fast bezweifeln.

Gegenversuch: Stell dich mitten in den Raum, Schultern zurück, Brust raus, oder strecke dich einmal richtig lang in alle Richtungen aus. Dann zieh die Mundwinkel nach oben oder lächle dich im Spiegel an. Wie fühlst du dich? Es ist echt schwierig, sich in dieser Pose schlapp, energielos und traurig zu fühlen, oder?

Diesen Effekt können wir uns zunutze machen, indem wir uns unsere Kraftpose suchen und auch körperlich Raum einnehmen durch Strecken oder Tanzen. Verkörpere das, was du darstellen möchtest, bis du es fühlst, und erfahre immer häufiger, wie befreiend es sein kann, sich selbst aus kleinen emotionalen Löchern herauszuholen.

Sei nachsichtig mit dir

Wenn du unter einer psychischen Erkrankung oder starken Selbstwertproblemen leidest, kann es sein, dass dir diese Übung nicht die gewünschte Besserung bringt. Sei dann liebevoll mit dir selbst, denn nicht jede Übung ist für jeden Menschen das Richtige. Vielleicht hilft dir dafür eine andere Technik besser.

Bewegung hilft heilen

Vielleicht hast du oben bei deinen persönlichen Taktiken für einen gelungenen »Feier«-Abend (Seite 92) die ein oder andere Bewegung notiert, nichtsdestotrotz möchte ich dir noch erklären, warum Bewegung so wichtig ist. Stressabbau ist eines der Stichworte, die bei Sport immer wieder fallen. Und natürlich kann die Bewegung, egal wann sie ausgeführt wird, das Karussell von negativ wirkenden Stresshormonen unterbrechen und du kannst so die Energie positiv nutzen.

Achte auf deine Grenzen

Sei dir bewusst: An deine Grenzen zu gehen, um Trainingserfolge zu erreichen, ist vollkommen in Ordnung. Immer wieder diese Grenzen zu überschreiten und so aus dem positiven Eustress Disstress zu machen, kann hingegen schnell zu viel für dein System sein. Gerade zyklus- oder auch krankheitsbedingt kann es vorkommen, dass du an manchen Tagen nicht so fit bist, dich vor Schmerzen krümmst und lieber auf der Couch bleibst – auch das ist wichtig und richtig. Pass die Bewegung deinem Zyklus und deiner körperlichen Verfassung an.

Gerade in der ersten Phase nach deiner Regel bist du oft energiegeladener und kannst mehr schaffen. Nutze das, um eine neue Sportart auszuprobieren, um ausgiebig Ausdauer- und Kraftsport zu machen und dich zu neuen Höchstformen aufzuschwingen, wenn du willst. Bist du eher schlapp oder hast mit Krämpfen zu tun, tu das, was dir guttut. Manchmal bedeutet aktiv zu sein, einfach nur bewusst zu atmen, leichte Yogaübungen oder Spaziergänge zu machen, alles in deinem Tempo. Miss dich nicht mit Freundinnen, die vielleicht gerade in einer anderen, aktiveren Phase ihres Zyklus sind oder grundsätzlich vielleicht sportlicher. Du musst nicht jeden Tag sportlich aktiv sein, tu dir einfach an diesen Tagen auf andere Art etwas Gutes. Auch sonst, wenn du einen natürlichen Zyklus hast, hör auf deinen Körper und geh immer mit dem, was dir guttut. Dein Körper, deine Regeln! Da kann dir niemand etwas vorschreiben. Du musst dich nicht schämen oder dafür bestrafen, wenn du mal einen oder auch mehrere Tage inaktiv warst. Sei einfach du selbst.

Hauptsache Bewegung

Wichtig ist aber, egal wie du dich bewegst, beweg dich! Ob du nur bewusst atmest, eine halbe Stunde vor dem Spiegel tanzt, Sex hast

Mein Sport, meine Bewegungseinheiten und was ich schon immer einmal ausprobieren wollte:

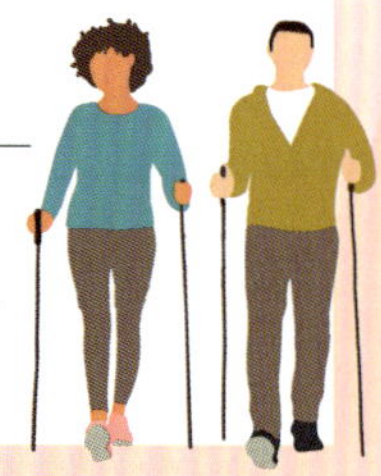

Halte hier deine Bewegungsstrategien fest.

oder durch den Wald rennst, jede Bewegung hilft deinem Körper mehr und mehr ins Gleichgewicht zu kommen, solange du bei dir und in deinen Grenzen bleibst. Gerade Bewegung an der frischen Luft kann dich erden und ganz nebenbei bei schönem Wetter auch noch deine Vitamin-D-Zufuhr verbessern, was zusätzlich dazu beiträgt, dass du entspannter und gesünder bist.

Um deine eigene Bewegungsstrategie zu finden, kann es helfen, eine kleine Liste aller Dinge zu führen, die dir Spaß bereiten. Nimm dir deshalb kurz Zeit und schreibe oben einmal auf, wie du dich gerne bewegst oder welchen Sport du vielleicht einmal ausprobieren möchtest. Deiner Kreativität sind keine Grenzen gesetzt.

Wann brauche ich psychotherapeutische Hilfe?

Wichtig! Wenn du dich dauerhaft unwohl fühlst und bei dir selbst Anzeichen einer Depression oder anderer psychischer Erkrankungen erkennst, scheue dich nicht davor, dir Hilfe zu suchen. Deine Endometriose kann von Zeit zu Zeit eine ziemliche Hürde für dich darstellen, bei der es helfen kann, sich mit anderen darüber auszutauschen, was dein Körper an dieser Stelle mit deiner Psyche macht. Gerade Schmerzen sind die größte physische und psychische Belastung, die man durchmachen kann. Da ist es vollkommen in Ordnung, sich Hilfe zu suchen. Aber auch unabhängig von deiner Endometriose kann es sein, dass psychische Probleme auftreten. Eigenverantwortung heißt, nicht alles mit sich auszumachen, sondern auch zu erkennen, wann man sich Unterstützung in sein Team holen sollte. Wenn du also häufiger unter Schlafstörungen, Angstzuständen, starken Stimmungsschwankungen oder auch großem Stress rund um das Thema Essen leidest, hol dir rechtzeitig Hilfe. Gute Anlaufstellen sind deine Krankenkasse oder auch die deutsche Depressionshilfe.

Kleine Oasen im Alltag schaffen

Wie du schon gehört hast, ist Stress allgemein und auch für den Ablauf deines Zyklus und deiner Verdauung nicht wirklich förderlich und kann möglicherweise Schmerzen, Entzündungen und Verdauungsbeschwerden noch weiter fördern. Gerade im Job hast du dein Arbeitspensum nicht immer selbst in der Hand. Da kann es helfen, sich kleine Inseln der Entspannung zu schaffen, um den Stress ab und an hinter sich zu lassen und die (Stress-)Hormone wieder zur Ruhe kommen zu lassen. Ich habe dir hier ein paar Übungen zusammengestellt, die dir helfen können, mal für eine kurze Zeit ein bisschen Druck aus der Situation zu nehmen.

Atme dich frei

Gerade unter Stress atmen wir oft nicht mehr richtig tief durch, dafür flacher und schneller. Heißt, häufig werden die Bauchorgane gar nicht richtig durch unser Zwerchfell massiert und unser Beckenboden kommt auch nicht in die aktive Bewegung durch eine tiefe Atmung. Unsere Atemmuskulatur wird schwächer und andere Muskelgruppen übernehmen das Atmen für uns. So werden Verspannungen im Körper noch gefördert und zusätzlicher Stress wird aufgebaut. Natürlich gibt es unterschiedliche Atemübungen, die helfen können, Stress zu reduzieren oder auch besser einzuschlafen. Ich möchte dir hier nur eine Übung vorstellen, die du ganz einfach durchführen kannst und die dir dabei hilft, dich für ein paar Minuten mal nur auf dich und deinen Körper zu fokussieren.

Die Übung nennt sich »Box-Breathing« und ist ganz leicht durchzuführen. Wenn du an Epilepsie leidest, schwanger bist, schwere Traumata erlebt hast oder unter Schizophrenie leidest, sprich diese Technik vorab mit deinem behandelnden ärztlichen Fachpersonal ab. Achte insgesamt immer gut auf deinen Körper und beende die Übung, wenn du dich zu einem Zeitpunkt nicht mehr wohlfühlst. Los geht's!

Lege oder setze dich hin und versuche dich zu entspannen. Wenn es dir hilft, leg deine Hände auf deinen Bauch. Nimm ein paar bewusste Atemzüge. Wenn du bereit bist, atmest du mit tiefen und langsamen Atemzügen 4 Sekunden durch die Nase ein, hältst deinen Atem 4 Sekunden möglichst entspannt an und atmest dann durch Mund oder Nase 4 Sekunden aus. Danach folgt wieder eine 4-sekündige Atempause. Wiederhole diese Übung 10-mal und stell dir dabei gerne ein Quadrat vor, bei dem du jede Seite 4 Sekunden lang nachfährst. Finde für dich selbst raus, ob es für dich angenehmer ist, durch die Nase oder den Mund auszuatmen. Wenn du dazu neigst, Ober- und Unterkiefer aufeinanderzupressen, oder dir bei der alleinigen Nasenatmung schwindelig wird, kann es helfen, durch den leicht geöffneten Mund auszuatmen anstatt durch die Nase. Viel Spaß beim Ausprobieren dieser kleinen Übung!

Die »I-love-you«-Massage

Gerade wenn es gegen Ende des Zyklus mal mit der Verdauung stockt, kann es helfen, dem Darm von außen ein bisschen nachzuhelfen und ihn leicht zu massieren. Solltest du Verletzungen am Darm haben, Darmerkrankungen oder frische Narben, kläre diese Massage vorher ärztlich ab.

Die ILU-Massage oder auch »I-love-you«-Massage basiert darauf, dass du mit deiner Hand die drei Buchstaben »I«, »L« und »U« auf deinem Bauch nachzeichnest. Dazu kannst du gerne ein Massageöl deiner Wahl nehmen und direkt den nackten Bauch massieren, du kannst die Massage aber auch nach dem Essen ganz einfach über dem Shirt durchführen. Am entspanntesten ist eine liegende Position, aber auch im Sitzen oder Stehen kannst du dir so ein bisschen den Bauch massieren.

Und so geht es: Du beginnst unter deinem linken Rippenbogen und streichst mit dir angenehmem Druck ein »I« hinunter zu deinem linken Beckenkamm. Die Bewegung wiederholst du 10-mal. Danach zeichnest du das liegende »L«. Dafür beginnst du an deinem rechten Rippenbogen, streichst hinüber zu deinem linken Rippenbogen und dann den gleichen Weg, den du auch schon beim »I« gegangen bist, nach unten. Auch diese Bewegung wiederholst du 10-mal. Zuletzt kommt das umgedrehte »U«. Dafür beginnst du am rechten Beckenkamm, streichst hoch zu deinem rechten Rippenbogen, weiter nach links zum linken Rippenbogen und wieder hinunter zu deinem linken Beckenkamm und wiederholst das 10-mal. Zum

Die ILU-Massage

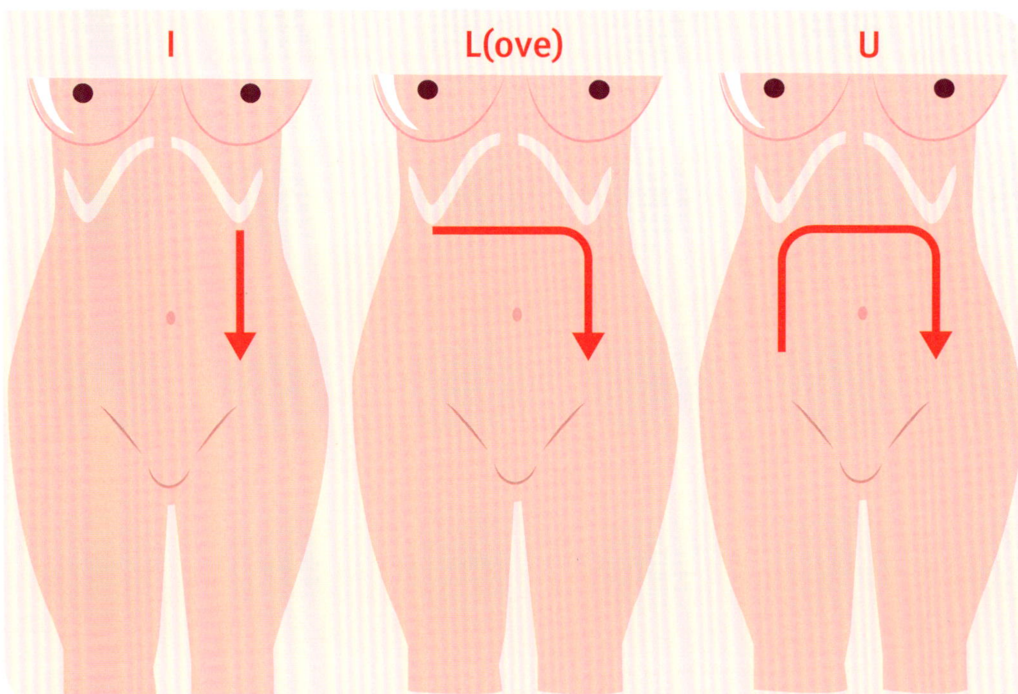

Abschluss kannst du noch 10-mal mit deiner flachen Hand deinen Bauch im Uhrzeigersinn massieren.

Durch diese Massage wird möglicherweise festsitzender Nahrungsbrei sanft weitertransportiert und du hast weniger Darmbeschwerden. Dazu kann es helfen, ein großes Glas warmes Wasser zu trinken.

Einfach mal die Perspektive wechseln

Die Übung ist genauso leicht, wie sie klingt. Wenn dir am Schreibtisch oder zu Hause alles zu viel wird, kann es helfen, mal eine neue Perspektive einzunehmen, um dich vom Stress zu distanzieren. Das muss kein Urlaub sein und rein theoretisch musst du dafür noch nicht einmal vor die Tür gehen. Wie dein Perspektivwechsel für dich aussieht, bestimmst alleine du. Egal, ob du dir dein Lieblingslied auf die Ohren packst und auf dem Bett tanzt, dich kopfüber von der Couch hängen lässt und da mal ein paar Atemzüge nimmst, auf dem Spaziergang ein Stück weit rückwärtsgehst oder dich einfach nur auf der Bürotoilette richtig ausschüttelst, du bestimmst, was passiert. Einzige Voraussetzung ist, dass du etwas Ungewöhnliches machst. Stell dich auf deinen Stuhl und erzähl dir, was toll an deinem Tag war, oder kapere den Couchtisch und umarme dich selbst.

Dieser Perspektivwechsel und die ungewohnten Bewegungen und Taten sorgen für neue Verknüpfungen im Gehirn, machen dich flexibler und heben sogar die Stimmung. Deiner Kreativität sind keine Grenzen gesetzt. Vielleicht möchtest du das ja sogar als täglich durchgeführtes Ritual etablieren, um etwas für dich und gegen deinen Stress zu tun.

All time favourites

Schon seit Jahren, teilweise sogar Jahrhunderten, gehören Yoga, progressive Muskelentspannung, Meditation und autogenes Training zu den bekanntesten Entspannungstechniken überhaupt. Welche für dich die richtige ist, entscheidest auch wieder du. Studien zu Regelschmerzen haben gezeigt, dass die Mischung aus Kräftigung, Dehnung und Entspannung auch in Kombination mit Ausdauertraining dazu beitragen kann, dass Regelschmerzen weniger werden.[38] Jede Technik hat ihre ganz individuellen Vorteile.

Yoga Beim Yoga kannst du – je nach Art des Yogas – gezielt deinen Beckenboden kräftigen und entspannen lernen, bereits verspannte Muskulatur gezielt lösen und tiefer liegende kleine Muskelgruppen trainieren.

Progressive Muskelentspannung Bei der progressiven Muskelentspannung oder auch PMR (progressive Muskelrelaxation) lernst du, die Entspannung deiner Muskeln bewusst wahrzunehmen, nach vorab erfolgter gezielter Anspannung einzelner Muskelgruppen, um so einen tieferen Entspannungszustand zu erreichen.

Autogenes Training Autogenes Training ist ein bisschen wie Meditation light. Durch Anleitung entspannst du dabei ganz gezielt einzelne Bereiche deines Körpers und kannst so eine Art Selbstentspannung erfahren. Man lernt so, bei sich zu sein und sich einmal bewusst wahrzunehmen.

Meditation Das Gleiche erfolgt im Grunde auch bei der Meditation. Hier steht oft jedoch noch mehr die bewusste Steuerung der Aufmerksamkeit im Fokus.

Das Ziel kann je nach eingesetzter Methode ganz unterschiedlich sein, alle Techniken haben jedoch gemein, dass es um die bewusste Wahrnehmung des Körpers geht. So kannst du für eine kurze Zeit – eventuell mit der richtigen Musik – einmal abschalten und einfach nur den Moment wahrnehmen und vielleicht ja sogar genießen.

Selbstliebe gegen Schmerz

Die Überschrift ist vielleicht ein bisschen zweideutig – aber ja, ich spreche von Masturbation. Selbstbefriedigung zeigte in einer Studie gute Effekte bei der Reduktion von Regelschmerzen. Das hängt zu einem großen Teil mit dem beim Orgasmus ausgeschütteten Hormoncocktail zusammen: Oxytocin reduziert Stress und Endorphine sind die Gegenspieler zu Prostaglandinen, die Entzündungen und Schmerzen auslösen. Zu diesem »Orgasmus-Cocktail« gehört auch noch Dopamin, das zusätzlich deine Stimmung anhebt und dich so entspannt.

Zudem wird sowohl der Stoffwechsel als auch die Blutzirkulation, also deine Durchblutung, angeregt. Durch die Muskelkontraktion beim Orgasmus können außerdem Muskelverspannungen in der Beckenbodenmuskulatur gelockert und der Beckenboden selbst gekräftigt werden.[39] Sollte dein Beckenboden jedoch sehr stark verspannt sein und du beim Orgasmus Schmerzen haben, solltest du einen anderen Weg für dich gehen. Wenn du Lust hast, es für dich einmal auszuprobieren und dir selbst vielleicht im doppelten Sinne etwas Gutes zu tun, dann nimm dir doch ein bisschen Zeit für dich und steig ein in das Thema Selbstliebe und Beckenbodenentspannung.

Lass uns alles mal zusammenbringen

Jetzt hast du in den unterschiedlichen Kapiteln hoffentlich schon einiges mitnehmen können. Hier noch flott die »Big Points« für deine Ernährung bei Endometriose zusammengefasst.

1. Selbstbeobachtung

Nimm dir Zeit, dich und dein Körper ein bisschen zu beobachten: Wie reagiert er auf das, was du ihm täglich alles zu Gemüte führst? Sowohl an Lebensmitteln als auch an Stress oder Menschen und Dingen, die dich umgeben? Wenn es für dich sinnvoll und vor allem möglich ist, bezieh deinen Zyklus mit ein und schau, ob und wie sich deine Verdauung im Laufe deines Zyklus verändert. Dazu kannst du auch dein Ernährungs- und Symptomtagebuch (Seite 26) zurate ziehen.

2. Gemüse und Obst plus Wasser als Basis

Achte auf deine »5 am Tag« (Seite 43) und finde heraus, welches Obst und Gemüse dir wirklich guttut. Sehr reizarmes Gemüse habe ich dir hier mal kurz zusammengestellt. Davon wirst du auch einige Sachen in den Rezepten wiederfinden:

- Endiviensalat
- Feldsalat
- Gurke
- Mangold
- Pastinake
- Radieschen
- Schwarzwurzel
- Sprossen wie Kresse, Bambus und Co.
- Zuckermais
- Zucchini

Beim Obst ist Beerenobst wie Heidelbeeren, Brombeeren oder Johannisbeeren meist sehr gut verträglich. Ausnahmen bestätigen natürlich immer die Regel. Beobachte dich einfach gut, dann hast du schnell deine individuelle Liste für Obst und Gemüse zusammen.

Achte außerdem darauf, dass du ausreichend trinkst, damit dein Körper optimal funktionieren kann. Am besten und reizärmsten ist natürlich Wasser, aber auch ungesüßte Kräuter- und Früchtetees können dich auf kalorienarme Weise mit Flüssigkeit versorgen. Probiere dich hier einfach mal durch. Es gilt: Alles, was du gut verträgst, darf bleiben, alles andere darf gehen oder nur ab und an zu Besuch kommen.

3. Gesunde Fette

Du hast im Laufe des Buches immer wieder von Omega-3-Fettsäuren und Transfettsäuren gelesen. Damit ich mich jetzt hier nicht zu sehr wiederhole, nur noch einmal ganz schnell:

Bau gerne möglichst viele gesunde pflanzliche Fette in Form von Nüssen (z. B. Walnüssen oder Mandeln) und Raps- oder Leinöl in deinen Speiseplan ein. Wenn du deinem Körper zusätzlich 1- bis 2-mal die Woche mit fettem Seefisch unterstützen möchtest, ist dieser auch gerne auf deinem Teller gesehen. Wenn du den nicht magst oder aufgrund der möglicherweise hohen Belastung mit Schwermetallen und Kunststoffen nicht essen willst, kannst du dir auch mit Algenöl aus Mikroalgen helfen, deinen Bedarf an antientzündlichen Fetten zu decken.

Halte den Verzehr von tierischen Fetten, mit Ausnahme von Fisch, eher gering und mach, wenn du Fleisch magst und essen möchtest, ein schönes Ritual aus deinen Fleischmahlzeiten. So tust du dir was Gutes und hast auch gleichzeitig noch mehr Wertschätzung für das Lebensmittel. Trotz allem kann es helfen, rotes Fleisch zu reduzieren, da sich in Studien gezeigt hat, dass gerade das Fleisch von unseren Säugetierkollegen wie Rind, Schwein oder Schaf zu erhöhten Entzündungswerten führt. Durch die Endometriose haben wir leider sowieso schon ein erhöhtes Risiko für Entzündungen im ganzen Körper, und so wenig negative Reize von außen wie möglich einzubringen, kann durchaus helfen, deine Symptome zu reduzieren. Außerdem hilfst du deinem Körper so, sich selbst zu helfen, denn durch weniger Stress von außen kann er sich erst mal um die Endometriose kümmern. So eine chronische Erkrankung ist echt schon genug für einen Körper, aber wer weiß das besser als du? Wenn du Fleisch essen möchtest, nimm lieber Geflügel und im Idealfall sogar Biofleisch, da sich auch der Stress der Tiere während der Haltung im Fleisch hormonell niederschlägt, und wer möchte schon Stresshormone vom Grill?

Snacks, Frittiertes oder insgesamt fettiger Süßkram sind ebenso kleine Goodies, die du dir bewusst hin und wieder gönnen kannst. Für dich sollte das Beste gerade gut genug sein und das gilt für die Nährstoffqualität deiner Lebensmittel ebenso wie für die Lebensqualität, die du mit deinen Lebensmitteln erreichen kannst. Schau, dass sich alles immer die Waage hält und im besten Fall sogar Hand in Hand geht. Denn auch ein frischer, noch leicht warmer Haferauflauf mit Beeren kann morgens sowohl deinen Nährstoffbedarf als auch dein Bedürfnis nach etwas Warmem und Süßem abdecken.

4. Ballaststoffe und Darmgesundheit

Dein Fokus sollte auch immer auf der Darmgesundheit liegen. Also schau, wie du die richtige Menge an Ballaststoffen für dich in die Ernährung einbringen kannst. Das muss nicht direkt mit der Komplettumstellung auf Vollkornprodukte, Leinsamen und Flohsamenschalen einhergehen. Meist findet es dein Körper besser, langsam an neue Dinge herangeführt zu werden. Sei aber gerade mit einem künstlichen Darmausgang lieber etwas vorsichtiger mit den Ballaststoffen und arbeite dich noch langsamer an die richtige Menge für dich heran, die deiner Verdauung hilft.

Schau, welche Probiotika die richtigen für dich sind. Ob als milchsaure tierische Lebensmittel wie Joghurt und Kefir oder aber als pflanzliche wie Sauerkraut oder Kimchi, alles, was schmeckt, ist erst mal erlaubt. Wenn du lieber Darmbakterien als Kur einnehmen möchtest, lass dich durch eine Fachkraft beraten oder mach sogar einen Stuhltest, um die für dich wichtigen und richtigen Darmbakterien herauszufinden.

5. Was war mit Gluten, Weizen, Soja und Milchprodukten?

Geh bei Lebensmitteln, bei denen noch nicht ganz geklärt ist, ob sie nun wirklich einen positiven oder negativen Effekt auf dich haben, nach deinem Gefühl und deinem Ernährungs- und Symptomtagebuch. Das schließt z. B. Gluten oder Weizen sowie Soja und Sojaprodukte mit ein. Auch bei Milchprodukten gibt es noch keine klare Tendenz. Daher ist meine Empfehlung: Schau, wie es dir damit geht, und wenn du dich nicht wirklich gut damit fühlst, eines dieser Lebensmittel zu essen, dann ersetze es. Glutenhaltige Lebensmittel kannst du mittlerweile super durch Backwaren aus Pseudogetreiden wie Quinoa, Amarant, Buchweizen und Chia ersetzen. Zudem werden ja auch schon einige glutenfreie, wenn auch nicht so günstige Nudeln oder Mehlsorten zum Backen angeboten, die du ausprobieren kannst. Weizen lässt sich super durch Dinkel, Emmer, Kamut, Einkorn oder Roggen ersetzen. Wenn du Soja oder Milchprodukte ersetzen möchtest, suche dir auf jeden Fall eine andere Proteinquelle. Das können andere Hülsenfrüchte, Fleisch oder Eier sein. Schau, was in deine Ernährungsform passt und was dir, in welcher Form auch immer, guttut.

6. Nimm dir Zeit für dich

Leider vergessen wir zu oft die wichtigste Person in unserem Leben, nämlich uns selbst. Damit das nicht so schnell wieder passiert, plan dir kleine Pausen und Rituale nur für dich ein. Ob das 2 Minuten Atemübungen im Auto sind, während du vor der Schule auf die Kinder wartest, einfaches meditatives Schrittezählen bei der Hunderunde oder eine Tasse Tee und ein gutes Buch für dich alleine auf der Couch. Ich kann dir versprechen, sobald du dich jeden Tag (auch) ein bisschen um dich kümmerst, wird deine Welt ein bisschen besser.

Abschließende Worte

Und nichts anderes ist eine Ernährung, die zu dir passt: pure Selbstliebe, Achtsamkeit und Fürsorge für dich selbst. Dazu gehört übrigens auch, mal ein bisschen Unterstützung einzufordern. Wir sind alle auf einer Reise, die einen mit größerem, die anderen mit kleinerem Gepäck. Aber es gibt immer einen Punkt, an dem es gut ist, das Gepäck mal kurz bei jemand anderem abzulegen und vielleicht einmal auszusortieren. Dazu gehört auch, dann und wann mal über dein Chamäleon zu fluchen oder etwas, das nicht so läuft, zu beweinen. Gefühle sind im Grunde auch wie Lebensmittel, sie wollen betrachtet, gehört, gesehen und gefühlt/geschmeckt werden. Denn erst wenn wir bereit sind, das zu tun, können wir auch verdauen, was wir oder das Leben uns aufgetischt hat.

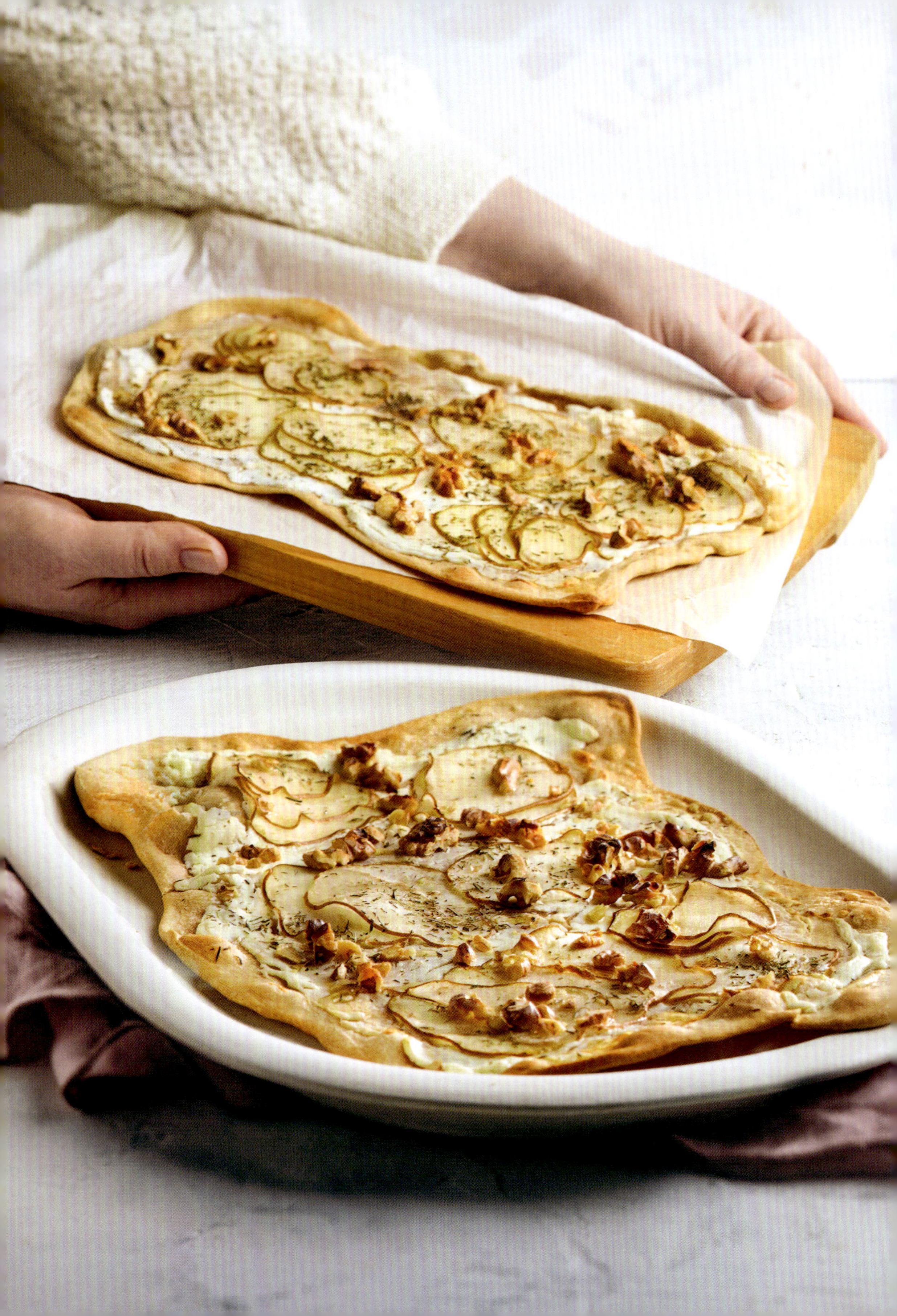

Rezepte

Viele Rezepte funktionieren auch vegan, indem du das tierische Produkt gegen ein Alternativprodukt tauschst. Solltest du eine Zutat nicht vertragen, lass sie weg oder nimm eine Alternative.

GUTER START IN DEN TAG

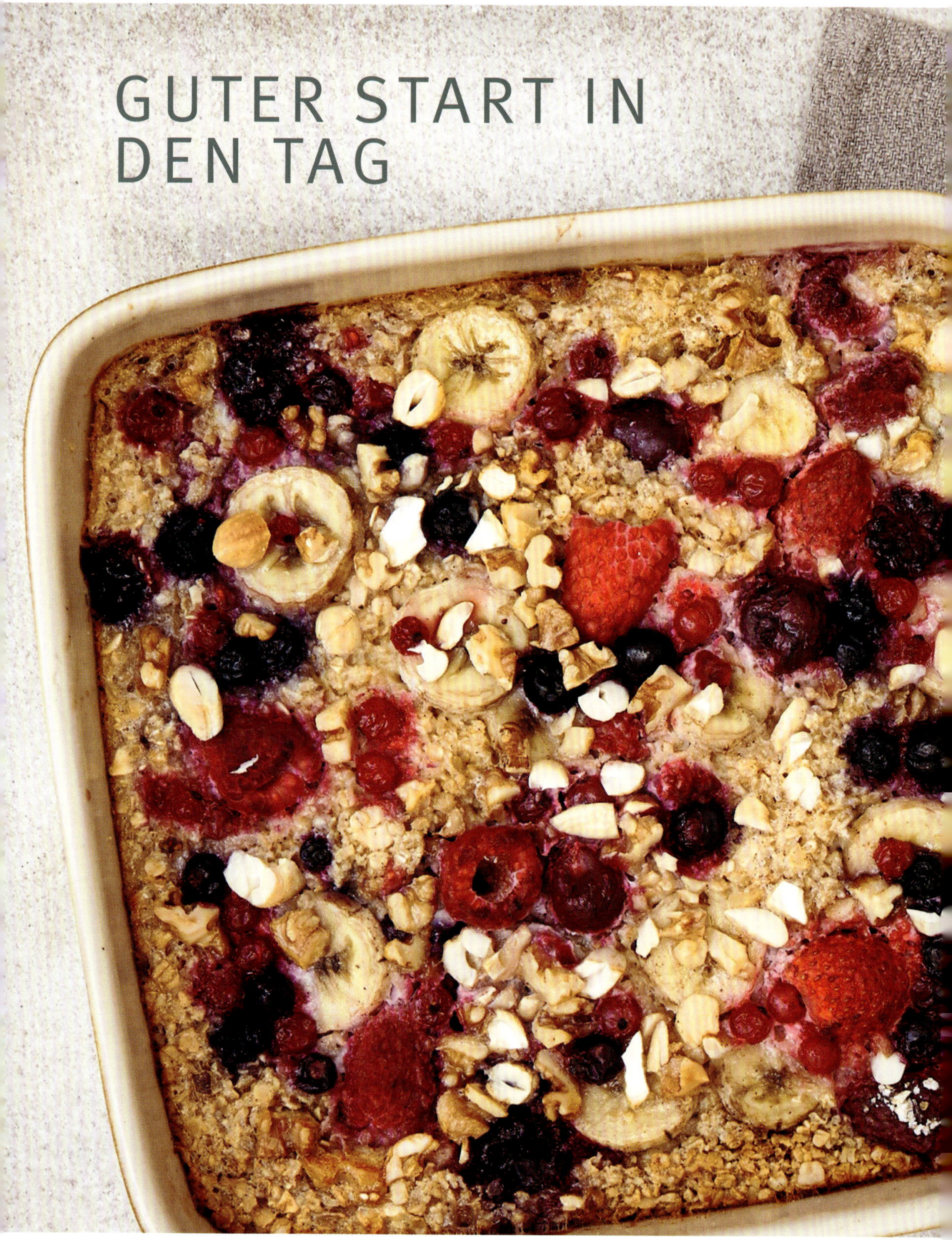

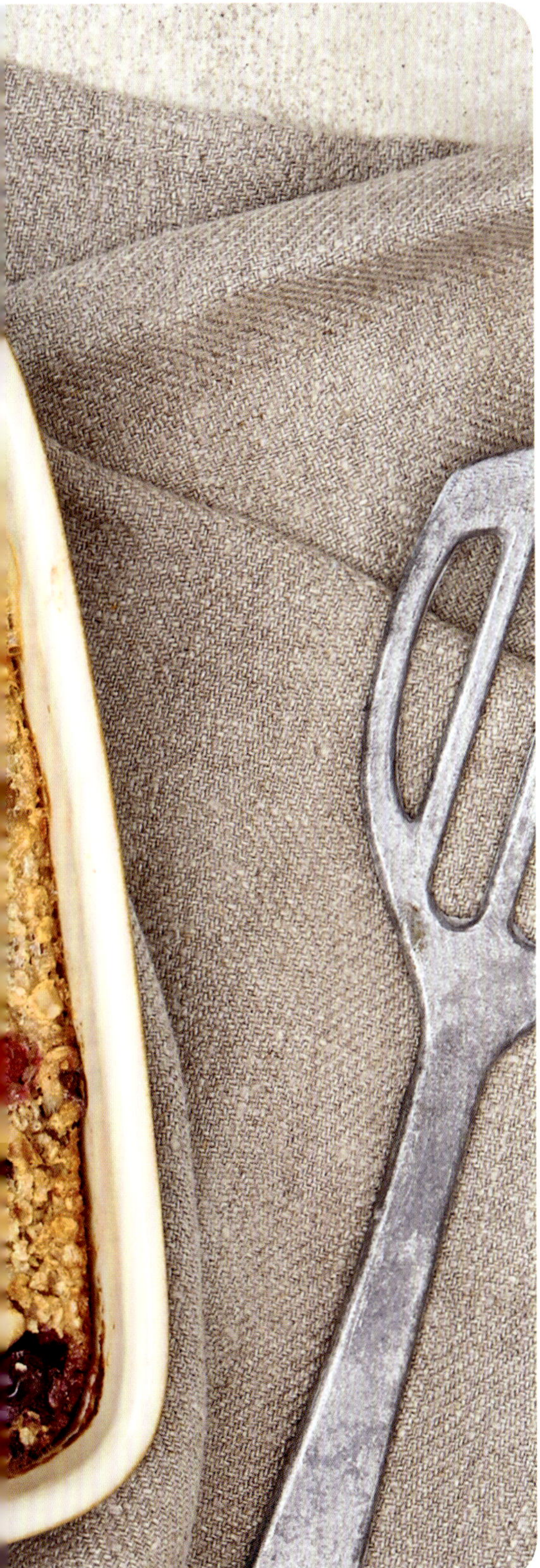

Warmer Wohlfühl-Haferauflauf

vegan, laktosefrei, glutenarm, FODMAP-arm
Für ca. 4 Portionen (2-l-Auflaufform)
⏲ 15 Min. + 45 Min. Backzeit

30 g Walnüsse • 30 g Cashewkerne • 180 g Haferflocken (fein oder kernig) • 1 TL Backpulver • Gewürze (z. B. 1 TL Ceylon-Zimt, 1 Msp. Kardamom, ½ TL Kurkuma, ½ TL Salz, 1 Msp. gemahlene Vanille) • 3 EL Butter oder vegane Margarine • 50 ml Ahornsirup • 475 ml Milch oder vegane/laktosefreie Alternative • 1 Ei oder 1–2 EL Chiasamen, in 3–4 EL Wasser eingeweicht • 1 Banane • 150 g TK-Beeren

- Backofen auf 190 °C Ober- und Unterhitze vorheizen und Form einfetten. Nüsse und Kerne grob hacken und die Hälfte mit Haferflocken, Backpulver und Gewürzen, außer Vanille, vermischen.

- Butter zerlassen und kurz abkühlen lassen. Die Hälfte mit Ahornsirup, Milch, Ei und Vanille verrühren. Banane in Scheiben schneiden. Die Hälfte in der Form verteilen und die Hälfte der Beeren darauf verteilen. Hafermasse darübergeben und Milchmischung darübergießen. Übrige Beeren und Bananenscheiben darauf verteilen, die restlichen Kerne und Nüsse darüberstreuen und alles mit restlicher Butter beträufeln.

- Alles 35–45 Min. backen und am besten warm servieren.

Heidelbeer-Hafer-Frühstück für Langschläfer

vegan, laktosefrei, glutenarm, histaminarm
Für 4 Portionen
⏲ 10 Min. + Quellzeit über Nacht

200 g Heidelbeeren (TK oder frisch) • 400 g Joghurt oder vegane/laktosefreie Alternative • 200 g kernige Haferflocken • 1 Mango (TK oder frisch)

- Ein paar Heidelbeeren zur Seite legen und restliche mit Joghurt im Mixer oder mit dem Pürierstab zerkleinern. Haferflocken gleichmäßig unterrühren und auf 4 Schalen aufteilen. Mango würfeln. Zusammen mit restlichen Heidelbeeren auf der Hafer-Joghurt-Mischung verteilen.

- Alles über Nacht im Kühlschrank quellen lassen und direkt morgens frisch aus dem Kühlschrank genießen.

Tipp Wer sein Frühstück morgens mitnehmen möchte, füllt alles in kleine Schraubgläser und ist so direkt für mehrere Tage mit einem super To-go-Frühstück gewappnet. Bei veganem Joghurt ruhig mal variieren und nicht allzu häufig Sojajoghurts essen, da seine Wirkung auf Endometriose bei häufigem Verzehr nicht gänzlich geklärt ist.

Histaminarmer Hirsebrei

vegan, laktosefrei, glutenarm, histaminarm
Für 4 Portionen
⏲ 20 Min.

150 g Hirse • 500 ml Wasser • 1 Apfel • 100 g gemischte Beeren (frisch oder TK) • 100 g Joghurt oder vegane/laktosefreie Alternative

- Hirse mit Wasser zum Kochen bringen und 10 Min. köcheln lassen. Abgießen und abkühlen lassen.

- Inzwischen Apfel in kleine Würfel schneiden und mit den Beeren (tiefgekühlte aufgetaut) vermischen. Hirse unterrühren. Joghurt unterheben und alles auf 4 Schalen verteilen.

Variante Wer ein bisschen variieren möchte, kann anstatt Hirse auch Quinoa probieren. Diese aber vorher gut waschen und im Verhältnis 1:2 zum Wasser 15 Min. kochen. Für einen exotischen Einfluss sorgst du, wenn du die Quinoa mit einer Hälfte Kokosmilch und einer Hälfte Wasser kochst.

VIP-Overnight-Oats

vegan, laktosefrei, glutenarm, histaminarm
Für 4 Portionen
⏲ 10 Min. + Quellzeit über Nacht

80 g Pistazien, plus einige zum Bestreuen • 80 g getrocknete Aprikosen, plus einige zum Bestreuen • 200 g Hirseflocken • 200 ml Kokosmilch • 250 ml Milch oder vegane/laktosefreie Alternative, plus ggf. etwas extra • 1 TL Ceylon-Zimt • 80 g (geröstete) Kokosflocken • 4 TL Ahornsirup

● Pistazien und Aprikosen fein hacken und mit Hirseflocken, Kokosmilch, Milch und Zimt verrühren. Auf 4 Schalen verteilen und im Kühlschrank über Nacht quellen lassen. Am nächsten Morgen nach Bedarf noch etwas Milch nachgießen, wenn die Masse zu sehr angedickt ist.

● Als VIP-Topping kommen (geröstete) Kokosflocken, Ahornsirup sowie gehackte Aprikosen und Pistazien obenauf.

Tipp Getrocknete Aprikosen liefern nicht nur die Vitamine A und C, sondern auch Kalium und Eisen und können einen guten Snack während deiner Menstruation darstellen. Wichtig: Iss nicht zu viel auf einmal, da sonst dein Körper eventuell mit der Fructose überfordert ist.

Die kleine Mandel-Kokos-Sünde

vegan, laktosefrei, glutenarm, histaminarm, FODMAP-arm
Für 4 Portionen
⏲ 5 Min.

1 EL Reissirup • 2 EL Mandelmus • 1 EL geröstete Kokosraspel

● Alle Zutaten im Mixer cremig pürieren oder mit dem Pürierstab arbeiten. Natürlich kann auch ein Rührgerät zur Hilfe genommen werden. Direkt genießen.

Variante Wer möchte, kann die Creme je nach Geschmack z. B. mit Zimt oder Vanille verfeinern oder 1 EL Leinöl als gesunde Omega-3-Fettsäure-Quelle einrühren.

Overnight-Schoko-Chiapudding

vegan, laktosefrei, FODMAP-arm
Für 4 Portionen
5 Min. + Quellzeit über Nacht

360 ml Milch oder vegane/laktosefreie Alternative • 60 g Chiasamen • 2½ EL entöltes ungesüßtes Kakaopulver • ½ TL Ceylon-Zimt • ¼ TL Salz • optional: 2 EL Ahornsirup

- Alle Zutaten, außer Ahornsirup, gut miteinander verrühren und nach Bedarf mit dem Ahornsirup süßen.

- Abschließend alles für einige Std. (idealerweise über Nacht) in den Kühlschrank stellen.

Variante Grundsätzlich lässt sich Chiapudding mit jeder Milch und jedem Gewürz in vielen unterschiedlichen Varianten zubereiten, vorausgesetzt, man mag die Konsistenz.

Tipp Je nachdem, welche Milch verwendet wird, bekommt der Pudding noch einmal einen ganz anderen Einschlag. Auch mit der Menge an Ahornsirup kannst du den Geschmack variieren. Definitiv ist dieser Pudding für den ersten Teil des Zyklus geeignet.

Ei-Klassiker – das Omelett

vegetarisch, laktosefrei, glutenfrei, histaminarm, FODMAP-arm
Für 2 Portionen
20 Min.

6 Eier (Gr. M) • 6 EL Milch oder vegane/laktosefreie Alternative • 1 Prise Salz • 1 Prise Pfeffer • Gemüse und Kräuter nach Geschmack und Verträglichkeit • optional: 1 EL Fett zum Anbraten

- Eier mit Milch, Salz und Pfeffer gut verquirlen. Gemüse klein schneiden und Kräuter fein hacken.

- Nach Bedarf Fett in eine Pfanne geben und die Eiermasse darin verteilen. Dann alles stocken lassen und nicht wenden. Ein aufgelegter Deckel kann helfen, dass das Omelett oben schneller fest wird.

- Gegen Ende Gemüse dazugeben und zum Schluss eine Hälfte des Omeletts mit dem Pfannenwender über die Mitte zusammenklappen. Dann auf einen Teller geben und mit Kräutern bestreut servieren.

Tipp Je nach Zyklusphase und Verträglichkeit kann man hier zwischen histaminarmen und -haltigen Gemüsesorten wechseln. Histaminhaltig sind z. B. Spinat, Avocado, Champignons oder Tomaten, während Paprika, Karotten oder Brokkoli histaminarm sind.

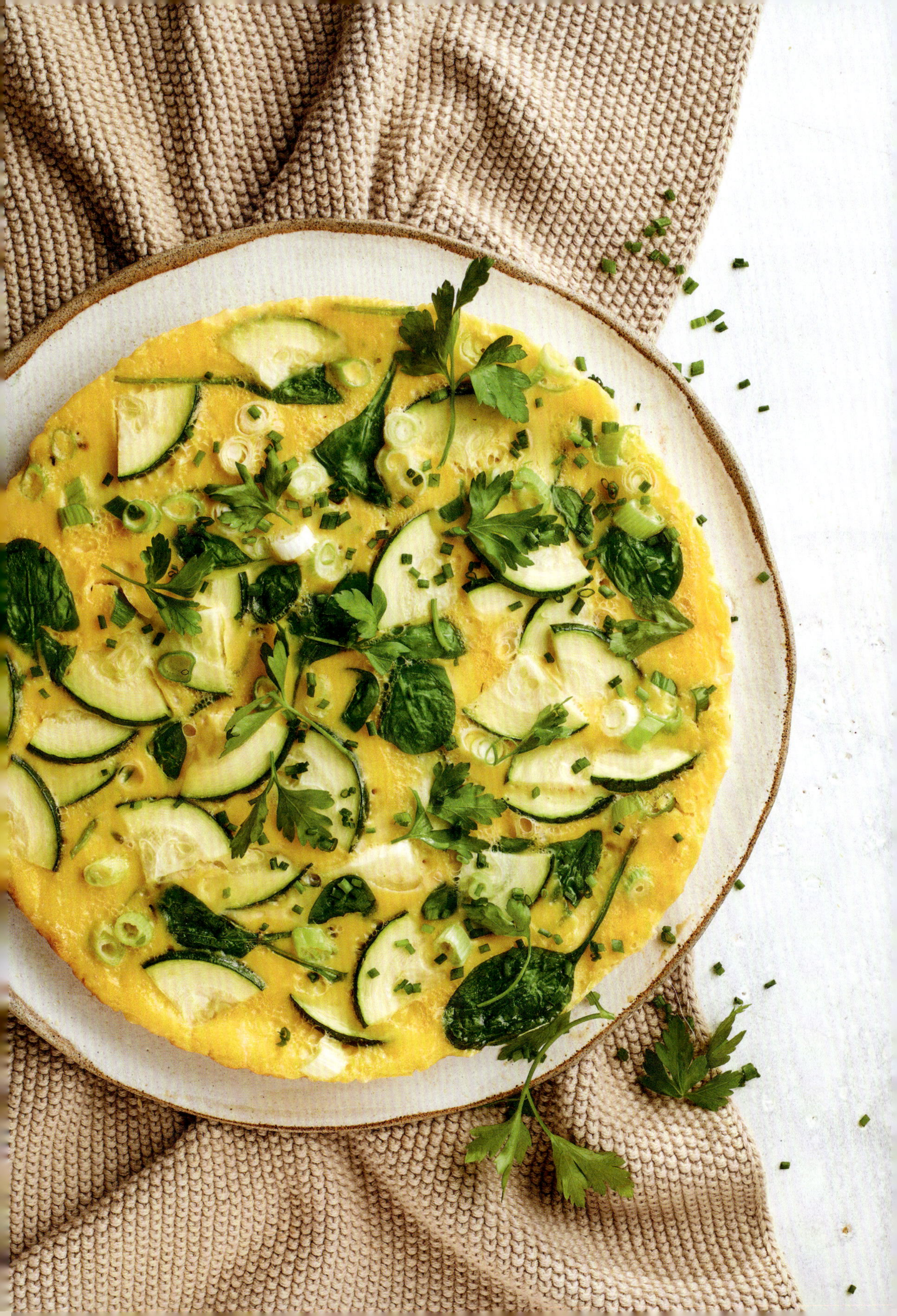

Pfannkuchen

vegan, laktosefrei, weizenfrei, histaminarm, FODMAP-arm
Für 2 Portionen
⏲ 20 Min.

250 ml Milch oder vegane/laktosefreie Alternative • 2 EL Chiasamen • 3 EL Haferflocken (fein oder kernig) • 120 g Dinkelmehl (Type 1050) • 2 TL Backpulver • 1 Prise Salz • optional: Öl zum Ausbacken

● Milch mit Chiasamen und Haferflocken vermischen und kurz quellen lassen. Dinkelmehl mit Backpulver und Salz vermengen. Den Milch-Chia-Mix hinzufügen und alles zu einem glatten Teig verrühren. Ein Rührgerät kann dabei helfen, dass sich alles gut miteinander vermischt.

● In einer beschichteten Pfanne nach Bedarf etwas Öl erhitzen. Darin jeweils 3–4 EL Teig dünn verteilen und bei mittlerer Hitze in ca. 4 Min. ausbacken, einmal wenden. Abschließend mit Topping nach Wahl anrichten und genießen.

Das passt dazu Als Topping bieten sich frisches Obst, Joghurt, Nüsse oder Kerne an. Du kannst nach Lust und Laune alles dazu kombinieren, was dir schmeckt und du verträgst.

Tipp Wer lauwarme oder warme Milch zum Quellen nimmt, spart sich ein bisschen Zeit.

Glutenfreie Frühstücksbrötchen

vegan, laktosefrei, glutenfrei, histaminarm, FODMAP-arm
Für 8 Stück
⏲ 20 Min. + 30 Min. Backzeit

200 g Reismehl • 100 g Kartoffelstärke • 100 g Maisstärke • 1 EL gemahlene Flohsamenschalen • 1 Pck. Backpulver (glutenfrei) • 1 TL Salz • 50 g vegane Margarine • 400 ml lauwarmes Wasser • 2 EL Apfelessig

● Backofen auf 200 °C Ober- und Unterhitze vorheizen. Trockene Zutaten gut miteinander vermischen.

● Margarine zerlassen. Wasser, Essig und Margarine mischen. Nach und nach unter die trockenen Zutaten mengen. Der Teig sollte recht feucht sein.

● Teig auf die mit Reismehl bestreute Arbeitsfläche legen. In 8 Teile aufteilen und zu Brötchen formen. Wenn der Teig zu sehr klebt, etwas Reismehl hinzufügen. Optisch schön: Brötchen an der Oberseite einritzen.

● Die Brötchen auf ein mit Backpapier ausgelegtes Backblech legen und 30 Min. backen.

Milchbrötchen für alle

vegan, laktosefrei, glutenfrei, histaminarm, FODMAP-arm
Für ca. 8 Stück
⏲ 20. Min. + 1 Std. Geh- und Backzeit

250 ml Milch oder vegane/laktosefreie Alternative • 1 TL Zucker • 7 g Trockenhefe • je 200 g Reis- und Kartoffelstärke • 40 g Butter oder vegane Margarine • 10 g gemahlene Flohsamenschalen • 1 g gemahlene Leinsamen oder 1 g Agar-Agar oder 2 g Flohsamenschalen • 5 g Salz • 100 ml lauwarmer Naturjoghurt oder veganer Joghurt • 2 TL Zitronensaft • optional: 1 TL Hagelzucker

● Backofen auf der niedrigsten Stufe vorheizen und ausschalten. 100 ml Milch lauwarm erhitzen, Zucker und Hefe zugeben und ca. 10 Min. stehen lassen.

● Butter zerlassen und kurz abkühlen lassen. Inzwischen Stärke, Flohsamenschalen und Leinsamen mischen und Salz dazugeben. Hefevorteig, restliche Milch (bis auf 2 EL), Joghurt, Zitronensaft und Butter dazugeben. Daraus einen geschmeidigen Teig kneten. Diesen in 8 Teile aufteilen und zu Brötchen formen.

● Brötchen auf ein mit Backpapier ausgelegtes Backblech setzen, auf der Oberseite einritzen und im Ofen 30 Min. gehen lassen. Mit Milch bestreichen und mit Hagelzucker bestreuen. Brötchen bei 240 °C Ober- und Unterhitze ca. 15 Min. backen, bis sie leicht gebräunt sind. Abkühlen lassen und sofort essen.

Hafer-Nuss-Brot

vegan, laktosefrei, glutenarm, histaminarm, FODMAP-arm
Für 1 Kastenform
⏲ 10 Min. + 2 Std. 50 Min. Geh- und Backzeit

135 g Sonnenblumenkerne • 90 g Leinsamen • 65 g Mandeln oder Haselnüsse • 145 g kernige Haferflocken • 2 EL Chiasamen • 4 EL Flohsamenschalen • 1 TL Salz • 3 EL Kokosöl • 350 ml lauwarmes Wasser • 1 TL Ahornsirup

● Alle trockenen Zutaten vermischen. Dann Kokosöl im Wasser schmelzen und Ahornsirup einrühren. Zu den trockenen Zutaten geben und alles gut miteinander vermischen.

● Eine Kastenform einfetten, den Teig hineingeben, glatt streichen und ca. 2 Std. ruhen lassen, bis der Teig ganz fest ist.

● Backofen auf 175 °C Ober- und Unterhitze vorheizen und das Brot 20 Min. backen. Dann herausnehmen, kurz abkühlen lassen und aus der Form stürzen. Nun noch einmal alles ohne Form in den Backofen schieben und weitere 20–30 Min. backen, bis das Brot etwas gebräunt ist. Herausholen und ganz abkühlen lassen.

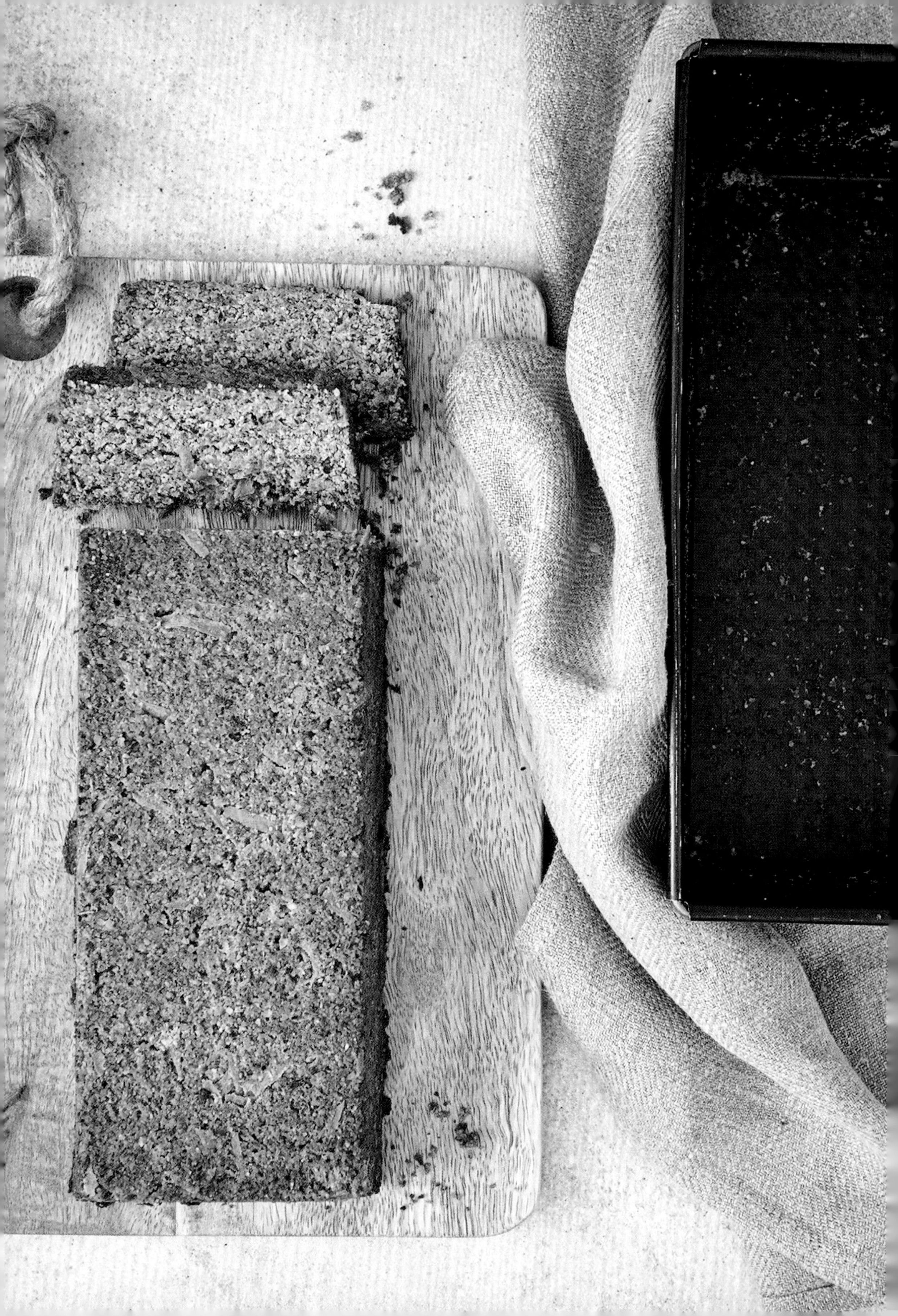

Eiweißhaltiges Karotten-Kichererbsen-Brot

vegan, laktosefrei, glutenarm
Für 1 Kastenform
⏲ 25 Min. + 1 Std. 15 Min. Geh- und Backzeit

140 g Karotten • 50 g Sonnenblumenkerne • 50 g Leinsamen • 50 g Sesam • 50 g Haferkleie • 50 g gemahlene Mandeln • 1 TL Salz • 1 TL getr. Kräuter (z. B. italienische Kräuter) • 1 EL Zucker • 2 Pck. Trockenhefe • 100 g Kichererbsenmehl • 250 ml lauwarmes Wasser • 1 Schuss Olivenöl

- Karotten fein raspeln. Sonnenblumenkerne, Leinsamen, Sesam und Haferkleie entweder in einer sauberen Gewürz- oder Kaffeemühle fein mahlen oder im Mixer sehr fein zerkleinern.

- Mandeln, Salz, Kräuter, Zucker, Hefe und Kichererbsenmehl mit Wasser zu einem Teig verkneten, bis der sich zu einem Kloß formt und leicht klebt. Dabei kann es helfen, eine Küchenmaschine zu verwenden oder die Hände anzufeuchten. Zum Schluss Olivenöl dazugeben.

- Eine Kastenform fetten, den Teig hineinfüllen und mind. 30 Min. gehen lassen. Inzwischen den Backofen auf 160 °C Ober- und Unterhitze vorheizen. Das Brot ca. 45 Min. backen. Herausholen und abkühlen lassen.

Reis-Hirse-Brot

vegan, laktosefrei, glutenfrei, histaminarm, FODMAP-arm
Für 1 Kastenform
⏲ 15 Min. + 1 Std. 50 Min. Geh- und Backzeit

200 g Vollkornreis oder -mehl • 150 g Hirse oder -mehl • 150 g Buchweizen oder -mehl • 1 Würfel Hefe (42 g) • 1 TL Ahornsirup • 400 ml lauwarmes Wasser • 1 EL gemahlene Flohsamenschalen • 1 TL Salz • 1 TL Apfelessig

- Reis, Hirse und Buchweizen im Mixer fein mahlen. Hefe zerbröseln, mit Ahornsirup und 50 ml Wasser mischen und 10 Min. stehen lassen, bis sich Blasen bilden. Dann mit allen anderen Zutaten zu einem recht flüssigen Teig verkneten.

- Eine Kastenform einfetten, den Teig hineingeben und glatt streichen, längs einschneiden und etwa 40 Min. gehen lassen. Dann in die Mitte des kalten Backofens stellen, diesen auf 250 °C Ober- und Unterhitze einstellen und das Brot ca. 30 Min. backen. Anschließend die Temperatur auf 200 °C reduzieren und das Brot in weiteren 30 Min. goldbraun backen. Wenn es droht, zu dunkel zu werden, mit Alufolie abdecken. Herausholen und abkühlen lassen.

« Eiweißhaltiges Karotten-Kichererbsen-Brot

SUPPEN, SALATE UND ANDERE KLEINIGKEITEN

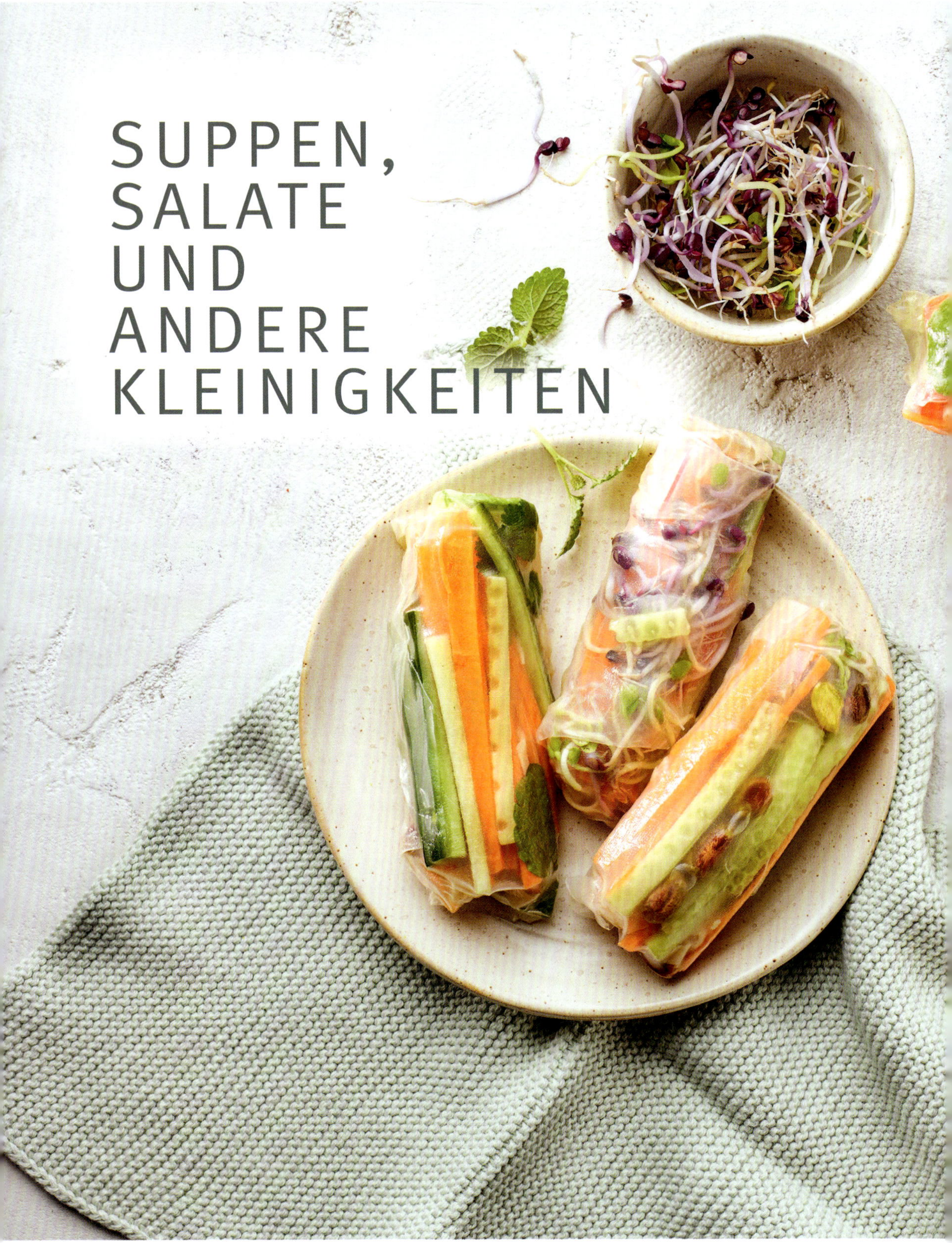

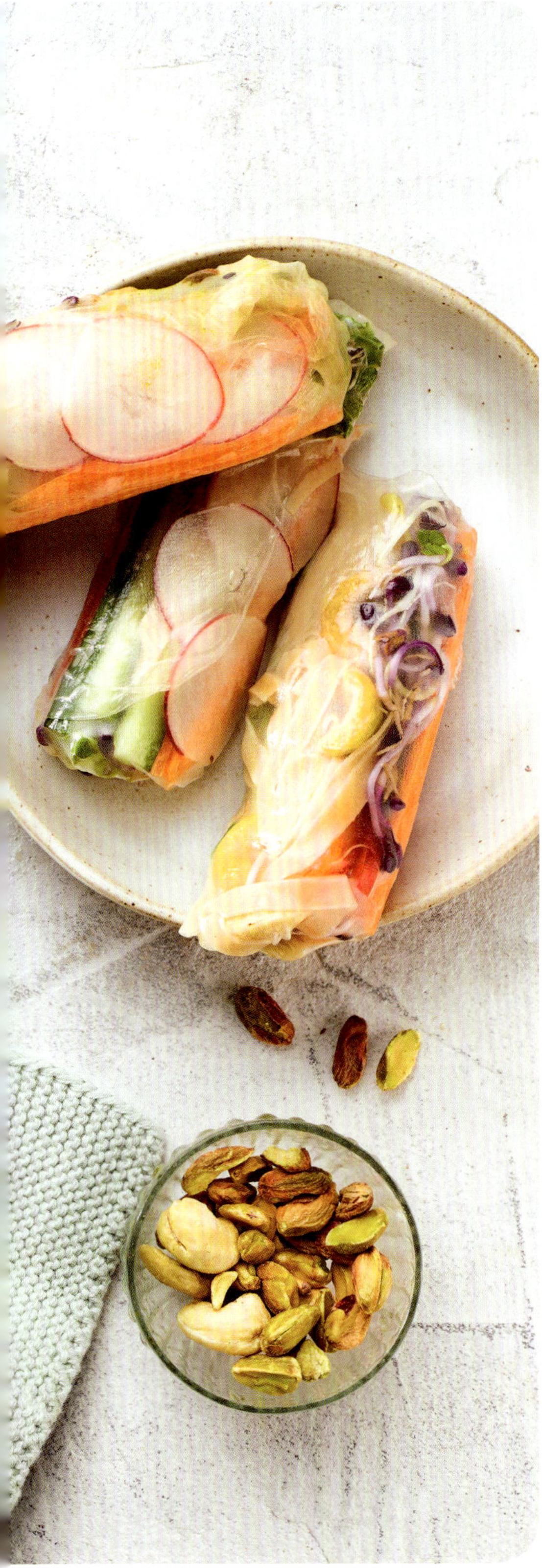

Vitaminbombe Sommerrolle

vegan, laktosefrei, glutenfrei
Für 10 Stück
25 Min.

3 Radieschen oder 1 rote Paprika • ½ Salatgurke • 2 Karotten • 1 Handvoll Salatblätter nach Geschmack (z. B. Rucola, Eisberg- oder Eichblattsalat) • ¼ Bund Minze • ¼ Bund Koriander • 100 g braune Reis- oder Glasnudeln • 10 Reispapierblätter (22 cm Durchmesser) • 1 Handvoll Sprossen (z. B. Kresse, Radieschen- oder Brokkolisprossen) • 3 EL Nüsse, Kerne oder Samen (z. B. Macadamianüsse, Pistazien, Kürbiskerne oder Sesam) • optional: ½ Avocado oder 200 g Tofu, in Würfel geschnitten und angebraten (wenn du sie verträgst)

- Gemüse in Stifte oder ganz dünne Scheiben schneiden. Salat je nach Sorte grob zerzupfen. Kräuterblätter abzupfen. Nudeln nach Packungsanleitung zubereiten.

- Einen tiefen Teller mit warmem Wasser füllen. Ein Reispapierblatt kurz darin einweichen. Dann auf eine Arbeitsfläche legen und nach deinem Geschmack füllen. Wichtig ist, nicht zu viel Füllung mittig auf dem Reispapier zu platzieren und erst die oberen Enden einzuschlagen und dann einzurollen. Direkt genießen.

Tipp Viele fertige Dips enthalten viel Histamin. Als Alternative zu Sojasauce könntest du histaminfreie Coco Aminos probieren.

Feurige Kürbissuppe

vegan, laktosefrei, glutenfrei, histaminarm
Für 2 Portionen
⏲ 30 Min.

400 g Hokkaido-Kürbis • 1 Stück Ingwer • 2 Kartoffeln • 300 ml Gemüsebrühe (ohne Hefeextrakt oder Glutamat) • 80 ml Kokosmilch • 1 Msp. Chiliflocken • Salz und Pfeffer

- Kürbis in grobe Stücke schneiden (die Schale kann mitgegessen werden). Ingwer fein reiben. Kartoffeln schälen und würfeln.
- Kürbis, Ingwer und Kartoffeln mit der Gemüsebrühe in einem großen Topf zum Kochen bringen und bei mittlerer Hitze zugedeckt ca. 10 Min. kochen.
- Die Suppe mit dem Pürierstab sämig mixen. Kokosmilch unterrühren und alles mit Chili, Salz und Pfeffer abschmecken.
- Die Suppe auf 2 Suppenteller verteilen und servieren.

Steckrübensuppe

vegan, laktosefrei, glutenfrei, histaminarm, FODMAP-arm
Für 2 Portionen
⏲ 1 Std.

500 g Steckrüben • 3 Pastinaken • 1 Karotte • 2 Stängel Kerbel • 2 l Gemüsebrühe (ohne Hefeextrakt oder Glutamat) • 1 EL Rapsöl • Salz

- Wurzelgemüse schälen und in Stücke schneiden. Kerbelblätter abzupfen und grob hacken.
- Gemüse in der Gemüsebrühe mit Rapsöl zum Kochen bringen und ca. 45 Min. köcheln lassen. Abschließend mit etwas Salz abschmecken.
- Die Suppe auf 2 Suppenteller verteilen und mit dem Kerbel bestreuen.

Feldsalat mit Kürbis, Sesam und Feta

vegetarisch, glutenfrei, histaminarm
Für 2 Portionen
⏲ 40 Min.

Für den Salat:
1 kleiner Hokkaido-Kürbis • 2 EL Olivenöl • 1 EL getr. Thymian • Salz und Pfeffer • 1 Prise Chiliflocken • 1 Pck. Feta • 1 EL Sesam • 150 g Feldsalat

Für das Dressing:
2 TL Ahornsirup • 1 TL mittelscharfer Senf • 1 EL Rapsöl • 1½ EL Apfelessig • Salz und Pfeffer

● Backofen auf 220 °C Ober- und Unterhitze vorheizen. Eine ofenfeste Form fetten. Kürbis in ca. 1 cm große Würfel schneiden und in der Form mit Öl, Thymian, Salz, Pfeffer und Chili mischen. Im Ofen 20 Min. garen, ab und an wenden.

● Inzwischen für das Dressing Ahornsirup, Senf und Öl cremig rühren. Dann Essig und Gewürze untermischen.

● Nach 20 Min. Feta über den Kürbis krümeln, Sesam draufstreuen und alles noch einmal für 5 Min. in den Backofen schieben. Am Ende Feldsalat, Kürbis und Feta auf 2 Teller verteilen. Das Dressing und die Kerne darübergeben und alles lauwarm genießen.

Apfel-Karotten-Salat mit Mandelblättchen

vegan, laktosefrei, glutenfrei
Für 2 Portionen
⏲ 10 Min.

4 große Karotten • 1 Apfel • 1 Spritzer Zitronensaft • 100 g Mandelblättchen • 2 EL Rapsöl

● Karotten und Apfel schälen, fein raspeln, mit Zitronensaft beträufeln und gut vermischen.

● Mandelblättchen in einer Pfanne ohne Fett leicht anrösten. Mit dem Öl über den Salat geben und noch frisch genießen.

Tipp Alte Apfelsorten sind oft besser verträglich als neuere. Entscheidend scheint aber wohl der Polyphenolgehalt der Äpfel zu sein. Je höher, desto besser verträglich. Gut verträgliche Apfelsorten sind Berlepsch, Finkenwerder Herbstprinz, Gravensteiner, Kaiser Wilhelm, Pinova, roter Boskop, Rubinette, Santana und Wellant.

Salat to go – Inspiration

vegan, laktosefrei, glutenfrei
Für 1 Portion
⏲ ca. 20 Min.

- 15 % (ca. 40 g) gegarte Stärkebeilagen (z. B. Hirse, Quinoa, Vollkornreis, (glutenfreie) Vollkornteigwaren)
- 10 % Proteinquellen (z. B. 1 hartgekochtes Ei, Hähnchenbrust, Mozzarella, Feta, Hüttenkäse oder vegane Alternativen wie Falafel oder weitere Hülsenfrüchte)
- 40 % Gemüse (z. B. Rote Bete, Paprika, Brokkoli, Karotten, Fenchel, Radieschen, Gurke, Pilze, Rotkohl, Tomaten, Avocado, Sprossen)
- 20 % Salat deiner Wahl (z. B. Rucola, Feldsalat, Baby-Spinat)
- 15 % (ca. 70 g) gekochte Hülsenfrüchte (z. B. Kichererbsen, Kidneybohnen, weiße Bohnen)
- ½ EL Öl
- 1 EL Apfelessig
- Salz und Pfeffer
- 1 EL Nüsse, Samen oder Kerne (z. B. Walnüsse, Sonnenblumenkerne oder Kürbiskerne)

● Vorbereitung ist bei diesem Rezept alles. Heißt, Stärkebeilagen nach Packungsanleitung vorkochen und abkühlen lassen. Wenn du Fleisch essen möchtest, das natürlich vorher anbraten. Auch das Gemüse kannst du nach Wahl anbraten oder im Ofen rösten wie z. B. Karotten (Seite 145). Proteinquellen, Gemüse und Salat je nach Sorte klein schneiden. Hülsenfrüchte abgießen und abtropfen lassen.

● Alle Zutaten in dein Glas schichten oder zum Gleichessen in einer Schale hübsch nebeneinander anrichten. Fang beim Glas mit Öl, Essig, Salz, Pfeffer und Nüssen, Samen oder Kernen an und packe am Ende die frischen Zutaten wie Salat und Gemüse obenauf. Dein Glas aufrecht transportieren, damit sich das Dressing nicht direkt mit allen Zutaten vermischt.

● Wenn du den Salat essen möchtest, einfach das Glas vorher schütteln, damit sich alle Zutaten miteinander vermischen. Zum Gleichessen Essig und Öl über die angerichteten Zutaten geben, mit Nüssen, Samen oder Kernen, Salz und Pfeffer bestreuen.

Tipp Wenn du dich am Thema »Seed-Cycling« (Saaten zur Unterstützung des Zyklus) versuchen möchtest, kannst du hier die Nüsse, Samen und Kerne an deinen Zyklus: Bis zum Eisprung passen Saaten und Nüsse wie Leinsamen, Kürbiskerne und Hanfsamen und ab dem Eisprung Sonnenblumenkerne oder Sesam.

⬆ Foto siehe Cover

Vitaminbombe – Rote-Bete-Salat

vegan, laktosefrei, glutenfrei, histaminarm
Für 2 Portionen
⏲ 15 Min.

250 g Rote Bete • 80 g Apfel • Salz und Pfeffer • 100 g Sahne oder vegane/laktosefreie Alternative •50 g geröstete Mandeln

● Rote Bete schälen und fein reiben. Apfel ebenfalls fein reiben, unter die Rote Bete heben und mit Salz und Pfeffer abschmecken. Die Sahne steif schlagen und mit der Rote-Bete-Mischung in 2 Schälchen schichten.

● Die Mandeln grob hacken und auf dem Rote-Bete-Salat verteilen.

Tipp Wenn du Seed-Cycling versuchen und Nüsse, Kerne und Saaten zu Unterstützung deines Zyklus einsetzen möchtest, kannst du anstatt der Mandeln gerne bis zum Eisprung Leinsamen, Kürbiskerne und Hanfsamen und ab dem Eisprung Sonnenblumenkerne oder Sesam auf den Salat geben.

Schneller Quinoa-Salat

vegan, laktosefrei, glutenfrei, histaminarm, FODMAP-arm
Für 4 Portionen
⏲ 30 Min.

500 g Quinoa • 1 l Gemüsebrühe (ohne Hefeextrakt oder Glutamat) • je 1 rote und gelbe Paprika • 1 Salatgurke • 1 EL edelsüßes Paprikapulver • ½ TL Chilipulver • ½ TL gemahlener Kreuzkümmel • 2 EL Apfelessig • Salz und Pfeffer • weitere Beigaben nach Geschmack (z. B. Knoblauch, Frühlingszwiebeln, Koriander, Ingwer oder Limettensaft)

● Quinoa unter fließendem warmem Wasser gründlich spülen. Mit Brühe zum Kochen bringen, ca. 10 Min. köcheln lassen, vom Herd nehmen und zugedeckt weitere 5 Min. quellen lassen. Überschüssiges Wasser abgießen und Quinoa abkühlen lassen.

● Inzwischen Gemüse in ca. 1 cm große Würfel schneiden. Gemüse, Quinoa und Gewürze vermengen. Mit Apfelessig, Salz und Pfeffer sowie weiteren Beigaben abschmecken und ggf. nachwürzen. Auf 4 Teller verteilen und servieren.

Tipp Man kann auch eine größere Menge vorbereiten, für die Woche in Gläser abfüllen und im Kühlschrank aufbewahren. Dann kannst du am jeweiligen Tag selbst noch Salat, Feta oder Hähnchen hinzufügen.

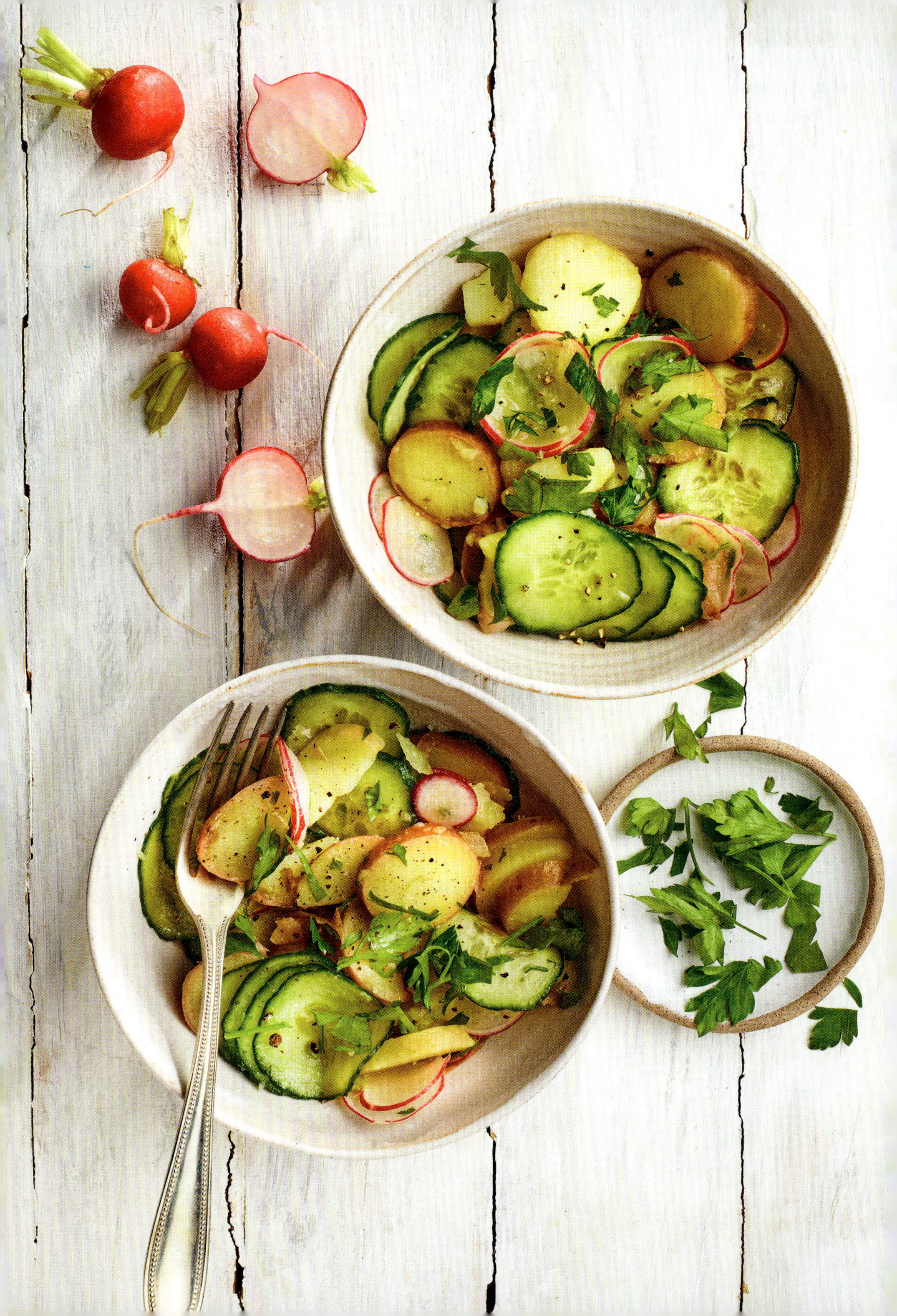

Leichter Frühlingskartoffelsalat

vegan, laktosefrei, glutenfrei
Für 4 Portionen
⏲ 40 Min. + 20 Min. Ruhezeit

1,5 kg vorwiegend festkochende Kartoffeln • 1 Zwiebel • 4 Stängel Petersilie oder Kerbel • 3 EL Olivenöl • 300 ml Gemüsebrühe (ohne Hefeextrakt oder Glutamat) • 1 TL mittelscharfer Senf • 5 EL Apfelessig • Salz und Pfeffer • 4 Radieschen • 1 Salatgurke

- Kartoffeln in kochendem Wasser in ca. 20 Min. garen. Zwiebel in Würfel schneiden. Petersilie fein hacken. Kartoffeln in Scheiben schneiden. Wer möchte, kann sie vorher pellen.

- Zwiebel in einem kleinen Topf mit 1 EL Olivenöl anschwitzen. Gemüsebrühe angießen, Senf und die Hälfte der Petersilie einrühren. Vom Herd nehmen, Essig und restliches Olivenöl einrühren. Mit Salz und Pfeffer würzen. Die heiße Mischung über die Kartoffelscheiben gießen und ca. 20 Min. ziehen lassen.

- Inzwischen Radieschen und Gurke in dünne Scheiben schneiden oder hobeln. Unter den Kartoffelsalat heben und alles mit der restlichen Petersilie bestreuen und noch lauwarm servieren.

Variante Auch Gewürzgurken, Rucola oder Feldsalat machen sich als Ergänzung super im Salat.

« Leichter Frühlingskartoffelsalat

Rote-Bete-Kartoffelpuffer

vegetarisch, laktosefrei, glutenarm
Für 2 Portionen
⏲ 30 Min.

500 g Kartoffeln • 100 g Rote Bete • 1 kleine Zwiebel • 1 Ei (Gr. M) • 1 EL Kartoffelstärke • 1 EL Haferflocken • Salz und Pfeffer • frisch geriebene Muskatnuss • 2 EL Rapsöl

- Kartoffeln und Rote Bete schälen. Zusammen mit der Zwiebel durch die feine Reibe einer Küchenmaschine geben oder per Hand reiben. Mit den Händen etwas ausdrücken, dazu am besten Handschuhe tragen, da die Rote Bete stark färbt. Ei, Kartoffelstärke und Haferflocken dazugeben, vermengen und mit Salz, Pfeffer und Muskatnuss würzen. Die Masse gut vermengen.

- Öl in einer Pfanne erhitzen, je 1 EL der Masse in die Pfanne geben und leicht andrücken. Die Rote-Bete-Puffer bei schwacher Hitze in ca. 5 Min. unter einmaligem Wenden braun und knusprig braten und abschließend auf Küchenpapier abtropfen lassen.

Das passt dazu Meerrettich und ein Blattsalat

Indischer Hähnchensalat mit Mangochutney

laktosefrei, glutenfrei
Für 2 Portionen
1½ Std. + 1½ Std. Backzeit

Für das Chutney (600 ml):
- 300 g Zwiebeln
- 3 EL Sonnenblumen-, Raps-, Oliven- oder Maiskeimöl
- 3 EL rosa Pfeffer
- Salz und Pfeffer
- 1–2 TL Garam Masala
- 2 Mangos
- 1 Stück Ingwer
- 4 Knoblauchzehen
- 4 Schalotten oder Frühlingszwiebeln
- 200 ml Holunderblütentee oder Apfelsaft
- 2–3 EL Apfelessig
- 1–3 EL Ahornsirup

Für den Salat:
- 2 Hähnchenbrustfilets
- Paprikapulver, Salz und Pfeffer
- 1 kleiner Radicchio
- 1 Handvoll Sprossen (z. B. Kresse)
- 1 EL Rapsöl
- 2 EL Kerne (z. B. Cashewkerne, Sonnenblumenkerne)

● Backofen auf 150 °C Ober- und Unterhitze vorheizen. Zwiebeln grob hacken und mit 2 EL Öl, etwas rosa Pfeffer, 1–2 Prisen Salz, 1–2 Prisen Pfeffer und 3–4 Prisen Garam Masala vermischen. Ein Backblech mit Backpapier auslegen, Zwiebeln darauf verteilen und im Ofen 1–1½ Std. rösten. Sie sollten an den Ecken gut gebräunt sein. Die Schüssel mit den Marinaderesten beiseitestellen.

● Inzwischen ein Drittel des Mangofruchtfleischs pürieren, den Rest in 0,5 cm große Würfel schneiden. Ingwer und Knoblauch fein hacken und Schalotten fein würfeln. Diese zur Marinade geben und gut mischen. Für den Salat Hähnchen würzen. Radicchio in feine Streifen schneiden und mit den Sprossen vermischen.

● Eine Pfanne stark erhitzen, dann auf mittlere Hitze reduzieren und die Schalotten-Mischung darin abgedeckt 15 Min. dünsten, immer wieder rühren. Dann Mangos unterrühren. Zwiebeln aus dem Ofen grob zerkleinern, ebenfalls in die Pfanne geben und mit Salz, rotem und schwarzem Pfeffer und Garam Masala würzen. Etwas Tee zugeben, rühren, diesen Vorgang über ca. 30 Min. wiederholen, zwischendurch Essig zugeben. Gegen Ende noch einmal 4–5 Prisen roten Pfeffer zugeben und mit Ahornsirup süßen, den Sirup aber nicht mitkochen. Alles noch mal abschmecken.

● Das Hähnchen in einer Pfanne im Öl von beiden Seiten je ca. 5 Min. anbraten. Auf dem Salat auf 2 Tellern anrichten, mit Kernen nach Wahl bestreuen und das Chutney dazu servieren. Restliches Chutney für später abfüllen.

Variante Wem Radicchio zu bitter ist, kann auch gerne anderen Salat nehmen.

Basilikum-Pesto

vegan, laktosefrei, glutenfrei
Für 1 Portion
⏲ 10 Min.

1 großer Bund Basilikum • 1 Knoblauchzehe (wenn du ihn verträgst) • 60 g geröstete Macadamianüsse • 7 EL Olivenöl • 1 TL Salz

● Basilikumblätter abzupfen und mit den anderen Zutaten im Mixer oder mit dem Pürierstab fein mixen. Ggf. wird auch kein zusätzliches Salz benötigt, wenn du gesalzene Macadamianüsse verwendest.

Tipp Das Pesto in ein Schraubglas füllen und mit Olivenöl bedecken, so bleibt es im Kühlschrank 3–4 Wochen haltbar.

Paprika-Pesto

vegan, laktosefrei, glutenfrei, histaminarm, FODMAP-arm
Für 1 Portion
⏲ 20 Min.

3 rote Paprika • 2 Zweige Rosmarin • 2 EL Frischkäse oder vegane/laktosefreie Alternative • 60 g geröstete Macadamianüsse • 1 EL natives Olivenöl • 1 TL Salz

● Paprika vierteln und im Ofen bei 200 °C Ober- und Unterhitze oder in der Pfanne anrösten, bis ihre Haut leicht gebräunt ist. Anschließend die Haut entfernen. Rosmarinnadeln abzupfen.

● Paprika abkühlen lassen und mit den anderen Zutaten im Mixer oder mit dem Pürierstab fein mixen. Ggf. wird auch kein zusätzliches Salz benötigt, wenn du gesalzene Macadamianüsse verwendest.

Blitz-Essiggurken

vegan, laktosefrei, glutenfrei, histaminarm
Für 750 g (1 Glas)
⏲ 10 Min. + 6 Std. Lagerzeit

8 Gurken zum Einlegen • 4 Stängel Dill • 1 TL Salz • 3 EL Zucker • 25 ml Essigessenz • 100 ml Wasser

● Gurken in dünne Scheiben hobeln. Dill fein hacken. Gurkenscheiben mit allen anderen Zutaten in ein Einmachglas geben. Das Glas verschließen und ein paarmal kräftig durchschütteln.

● Essiggurken an einem dunklen und kühlen Ort lagern und nach 6 Std. frisch genießen.

Champignons mit Ricottafüllung

vegetarisch, laktosefrei, glutenfrei
Für 16 Stück
⏲ 15 Min. + 25 Min. Backzeit

16 Champignons • 1 Frühlingszwiebel • 1 Bund Schnittlauch • optional: 100 g Speckwürfel • 200 g Schmand oder laktosefreie Alternative • 50 g Ricotta oder laktosefreie Alternative • 1 EL getr. Kräuter (z. B. Basilikum, Oregano, Thymian) • Paprikapulver, Salz und Pfeffer • 100 g geriebener Käse oder laktosefreie Alternative

● Backofen auf 200 °C Ober- und Unterhitze vorheizen. Champignons putzen und vorsichtig den Stiel heraustrennen. Frühlingszwiebel und Schnittlauch in feine Ringe schneiden.

● Speckwürfel kurz anbraten und mit Schmand, Ricotta, Frühlingszwiebel, Schnittlauch, Kräutern und Gewürzen vermischen.

● Die Pilze damit füllen, mit dem geriebenen Käse bestreuen und im Ofen 20–25 Min. überbacken. Warm servieren.

» Champignons mit Ricottafüllung

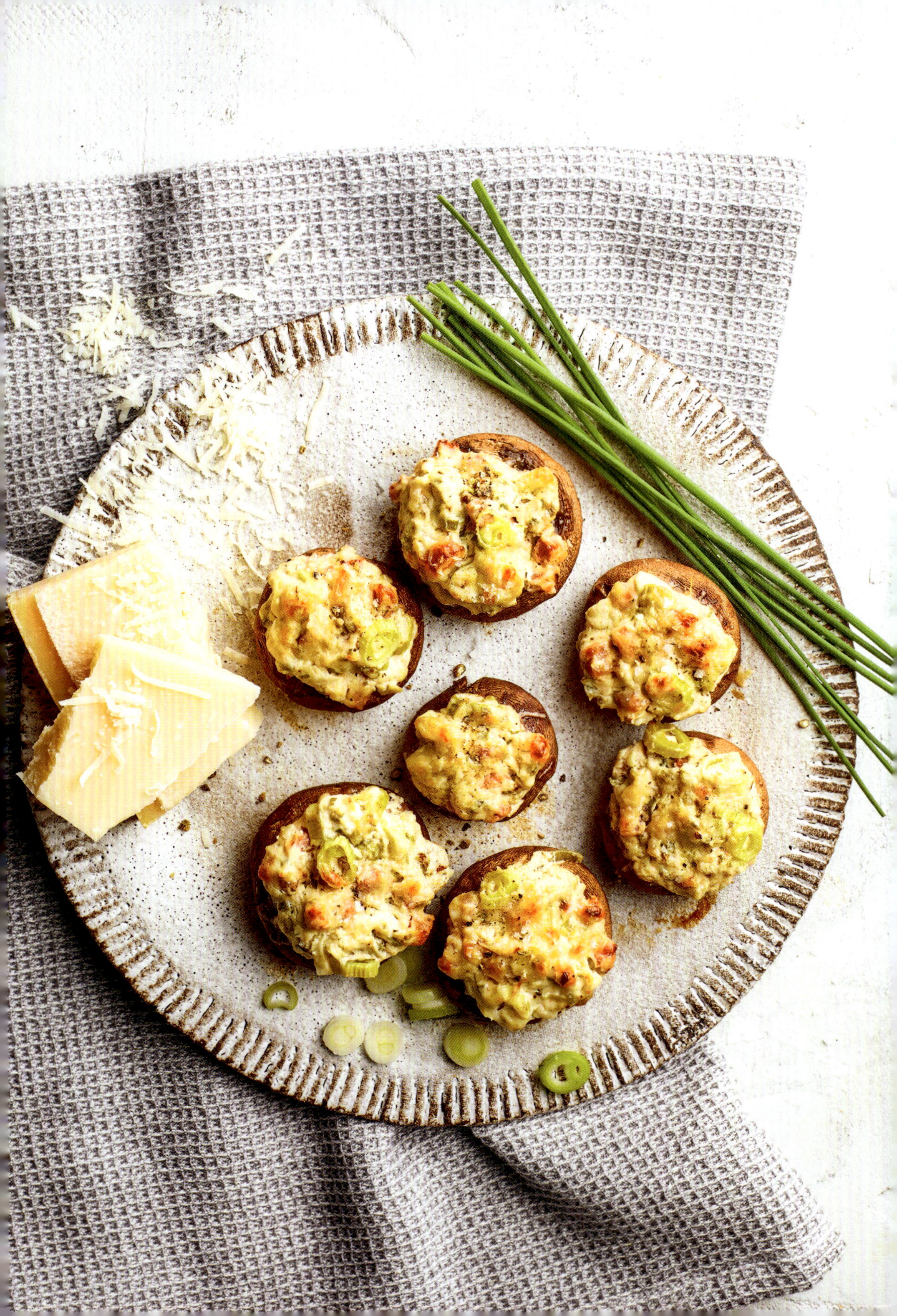

Kichererbsen-Wraps mit Hähnchen

vegan, laktosefrei, glutenfrei
Für 4 Stück
30 Min.

Für die Wraps:
- 80 g Kichererbsenmehl
- 100 ml Milch oder vegane/laktosefreie Alternative
- 100 ml kohlensäurehaltiges Mineralwasser
- 1 TL Salz
- 1–2 TL Curry
- 2 EL Rapsöl

Für die Füllung:
- 300 g Hähnchenbrust oder vegane/vegetarische Alternative
- Salz
- 2 TL Rapsöl
- 1 TL edelsüßes Paprikapulver
- 300 g Frischkäse oder vegane/laktosefreie Alternative
- 6 TL mittelscharfer Senf
- 4 EL Milch oder vegane/laktosefreie Alternative
- 4 Radicchioblätter
- ½ Salatgurke

● Alle Zutaten für die Wraps verquirlen und 10 Min. quellen lassen. Öl in einer Pfanne erhitzen und darin Wraps von beiden Seiten ausbacken.

● Hähnchenbrust mit Salz einreiben. Öl in einer Pfanne erhitzen und Fleisch hellbraun anbraten, dann auf jeder Seite ca. 5 Min. weiterbraten. Mit Paprika würzen und abkühlen lassen. Frischkäse, Senf und Milch verrühren und leicht salzen. Radicchio grob zerzupfen. Gurke schälen und in Stifte schneiden. Hähnchenfleisch in dünne Scheiben schneiden.

● Wraps mit der Frischkäsecreme bestreichen. Mit Radicchio, Gurke und Hähnchenfleisch belegen. Die Seiten einschlagen, dann die Wraps über die Füllung aufrollen und genießen.

Histaminarme Antipasti

vegan, laktosefrei, glutenfrei
Für 4 Portionen
⏲ 20 Min.

je 1 rote und gelbe Paprika • 200 g Champignons • 200 g Zucchini • 8 EL Olivenöl • Salz und Pfeffer

● Paprika in breite Streifen schneiden. Pilze putzen, große Exemplare halbieren. Zucchini längs in Streifen schneiden.

● 4 EL Olivenöl in einer beschichteten Pfanne erhitzen und Paprika darin 3 Min. garen. Pilze und Zucchini dazugeben und alles in 5–7 Min. bissfest dünsten. Restliches Öl zum Gemüse geben und dieses mit Pfeffer und Salz würzen. Antipastigemüse auf 2 Teller verteilen und lauwarm oder kalt servieren.

Tipp Um die Antipasti aufzuwerten, kannst du Rosmarin oder andere Gewürze wie Thymian dazugeben. So kannst du noch mehr gegen Entzündungen in deinem Körper tun.

Pommes de luxe mit Paprikaketchup

vegan, laktosefrei, glutenfrei
Für 2 Portionen
⏲ 25 Min. + 20 Min. Backzeit

Für das Ketchup:
1 Zwiebel • 1 kleine Karotte • 1 große rote Paprika • 1 EL Rapsöl • 1 EL Apfelessig oder Aroniasaft • Salz und Pfeffer • 1 TL Currypulver

Für die Pommes:
300 g festkochende Kartoffeln • 300 g Süßkartoffeln • 2 EL Rapsöl • Salz

● Für das Ketchup Zwiebel, Karotte und Paprika in feine Würfel schneiden. Öl in einer Pfanne erhitzen und das Gemüse darin bei mittlerer Hitze 10 Min. garen. Mit dem Pürierstab fein mixen. Apfelessig, ½ TL Salz, Pfeffer und Currypulver zugeben, gründlich unterrühren und das Ketchup abkühlen lassen.

● Für die Pommes den Backofen auf 200 °C Ober- und Unterhitze vorheizen. Kartoffeln und Süßkartoffeln schälen und in fingerdicke Stifte schneiden. Mit Öl und ½ TL Salz vermengen, auf einem mit Backpapier belegten Blech verteilen und im heißen Ofen 20 Min. backen, dabei einmal wenden.

● Die Pommes mit dem Ketchup auf 2 Tellern anrichten und servieren.

Tipp Wenn du den Apfelessig durch Aroniasaft ersetzt, hast du eine histaminärmere Alternative.

HAUPTSACHEN

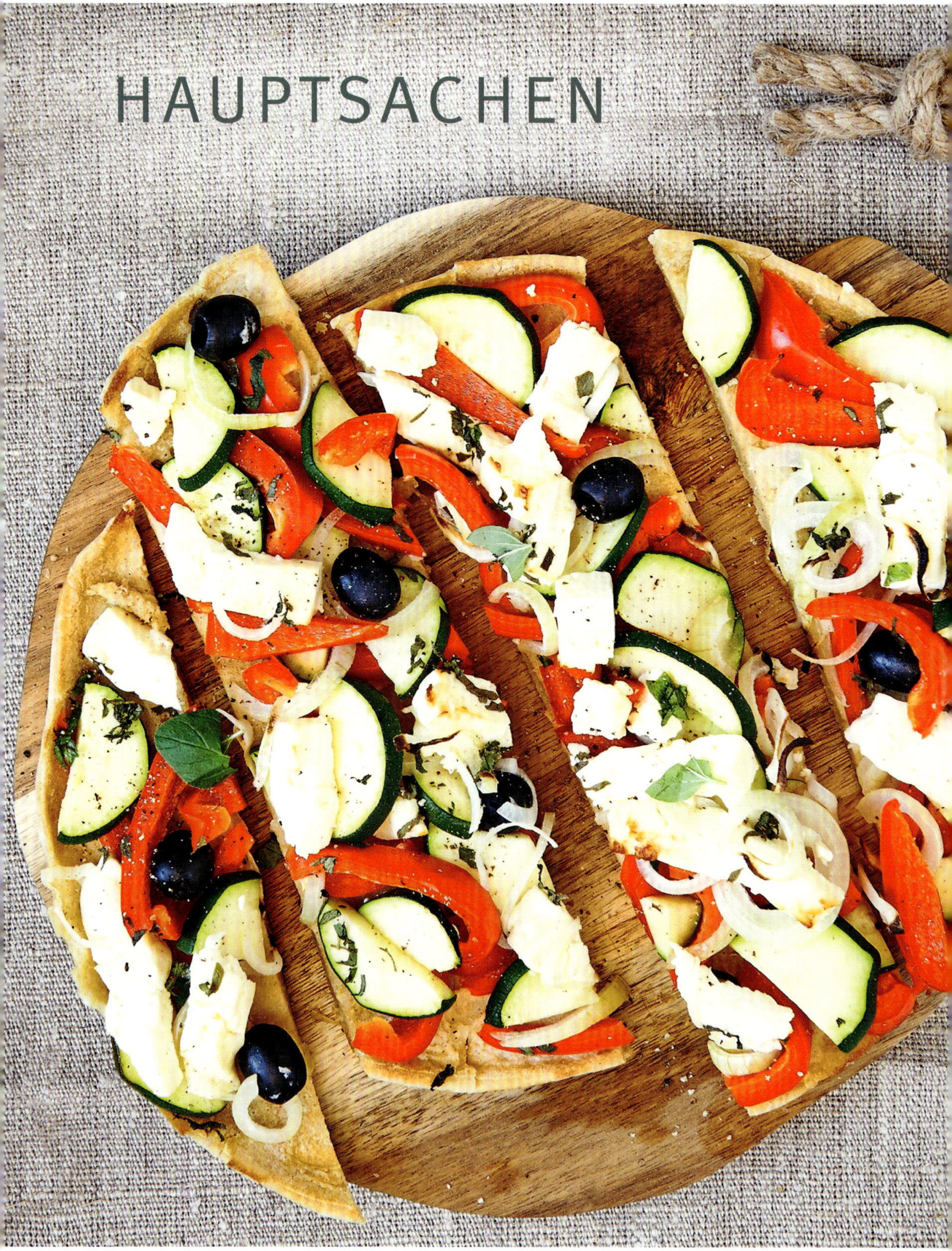

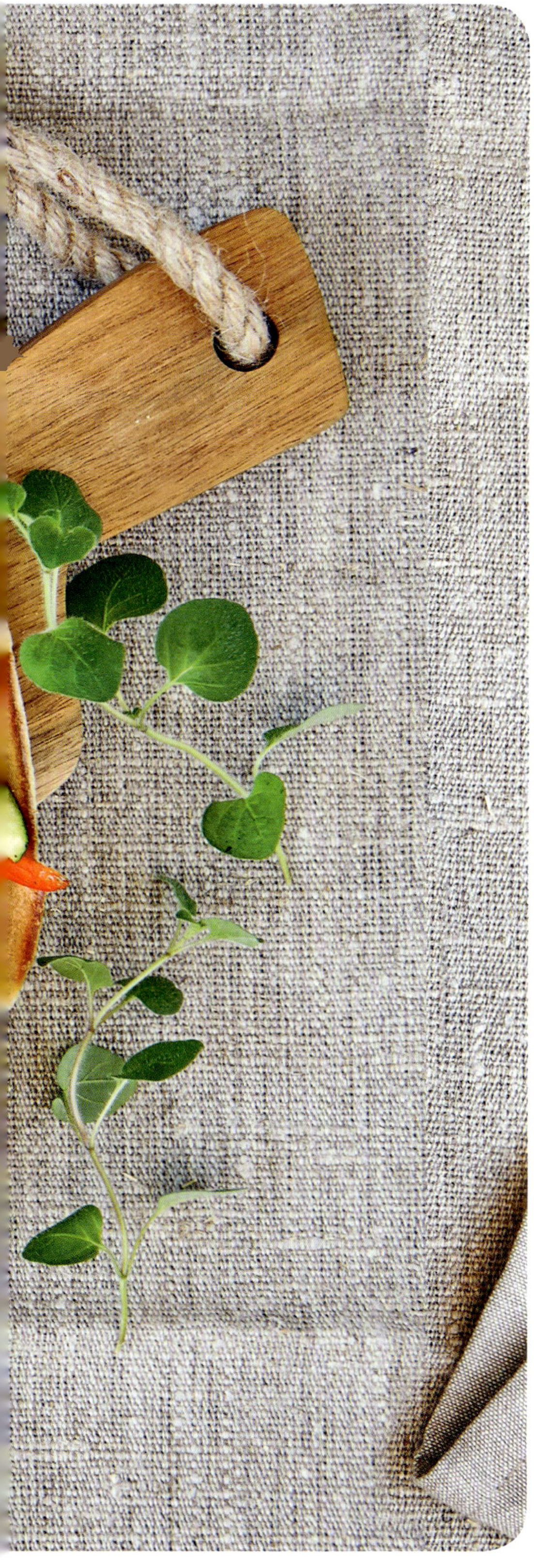

Hafer-Pfannenpizza

vegetarisch, glutenarm, fructosearm
Für 2 Portionen
⏲ 20 Min. + 20 Min. Backzeit

150 g Haferflocken oder Hafermehl • 4 Eier • 250 ml Milch oder vegane/laktosefreie Alternative • 2 TL Salz • 4 EL Rapsöl • 2 rote Paprika • 2 Zucchini • optional: 2 Zwiebeln • 300 g Feta • 50 g entsteinte schwarze Oliven • 4 TL Oregano

- Haferflocken im Mixer fein mahlen. Mit Eiern, Milch und Salz zu einem homogenen Teig verrühren. Backofen auf 200 °C Ober- und Unterhitze vorheizen.

- 2 EL Öl in einer großen ofenfesten Pfanne erhitzen. Die Hälfte des Teiges hineingeben und auf dem Herd bei mittlerer Hitze einige Min. backen.

- Paprika, Zucchini, Zwiebeln und Feta in Streifen schneiden. Die Hälfte dieser Zutaten und der Oliven auf den Pizzateig legen und mit Oregano bestreuen.

- Wenn die Pfannenpizza am Rand hellbraun ist, die Pfanne in den Ofen auf den Rost (oberste Schiene) schieben und ca. 10 Min. backen. Auf einen Teller gleiten lassen und mit den restlichen Zutaten ebenso verfahren.

Kokosreis mit Curry-Pute

vegan, laktosefrei, glutenfrei, FODMAP-arm
Für 2 Portionen
⏲ 40 Min. + 1 Std. Ziehzeit

1 Stück Kurkuma • 1 Stück Ingwer • 1 Zitrone • 2 EL Kokosöl • 1 TL Currypulver • 1 TL Reis- oder Ahornsirup • 2 Putenbrustfilets oder vegane »Fleischstücke« (z. B. aus Erbsenprotein) • 150 ml Kokosmilch • 150 ml Wasser • 2 Prisen Salz • 150 g Basmatireis • 1 EL Kokosraspel

● Kurkuma und Ingwer fein reiben, Zitronensaft auspressen. Kokosöl schmelzen. Kurkuma, Ingwer, Zitrone, Currypulver, Reissirup und Öl zu einer Marinade vermischen. Fleisch in mundgerechte Stücke schneiden. In der Marinade mehrmals wenden und zugedeckt im Kühlschrank 1 Std. ziehen lassen.

● Kokosmilch mit Wasser und Salz aufkochen. Reis dazugeben und bei schwacher Hitze 18 Min. leicht köcheln lassen.

● Filets aus der Marinade nehmen und in einer Pfanne bei mittlerer Hitze 15 Min. anbraten. Zusammen mit dem Kokosreis anrichten und mit Kokosraspeln bestreuen.

Tipp Bei der Verarbeitung von Kurkuma Einmalhandschuhe tragen. Die Wurzel färbt die Finger.

Mediterranes Hähnchen mit Rosmarinkartoffeln

laktosefrei, glutenfrei, histaminarm, FODMAP-arm
Für 4 Portionen
⏲ 30 Min. + 30 Min. Backzeit

800 g mittelgroße vorwiegend festkochende Kartoffeln • 2 Zweige Rosmarin • 4 EL Raps- oder Olivenöl • Salz • 4 Hähnchenbrustfilets • Pfeffer • 1 EL Honig oder Ahornsirup • 1 EL mittelscharfer Senf • 250 ml Gemüsebrühe (ohne Hefeextrakt oder Glutamat) • 500 g rote Paprika

● Backofen auf 200 °C Ober- und Unterhitze vorheizen. Kartoffeln gründlich putzen und längs halbieren. Rosmarinnadeln abzupfen und fein hacken.

● Eine große Backofenform mit Öl auspinseln und mit Salz und Rosmarin ausstreuen. Kartoffeln mit der Schnittfläche nach unten einlegen. Hähnchenbrustfilets pfeffern, ggf. etwas salzen und zwischen die Kartoffeln legen. Honig und Senf glatt rühren und das Fleisch großzügig damit bepinseln. Brühe angießen und alles auf der mittleren Schiene ca. 10 Min. garen. Inzwischen Paprika vierteln, dann in die Form legen. Alles weitere 15–20 Min. backen.

● Hähnchenfilets mit Gemüse auf 4 Teller verteilen und den Sud aus der Form nach Geschmack darübergeben.

Tipp Bei Reizdarm kann es helfen, wenn du Ahornsirup anstatt Honig nimmst.

Gefüllte Paprika mit Hirse

vegetarisch, glutenfrei
Für 2 Portionen
40 Min. + 20 Min. Backzeit

1 Zwiebel • 125 g Hirse • 2 EL Raps- oder Olivenöl • 125 ml Gemüsebrühe (ohne Hefeextrakt oder Glutamat) • 2 rote Paprika • 100 g junger Gouda • 2 Stängel Petersilie • Salz und Pfeffer • 20 g Butter oder Margarine

• Zwiebel fein würfeln. Hirse und Zwiebel in einem Topf im Öl anschwitzen. Brühe angießen und alles bei schwacher Hitze 20 Min. garen. Herd ausschalten und Hirse 10 Min. quellen lassen.

• Backofen auf 200 °C Ober- und Unterhitze vorheizen. Paprika längs halbieren. Käse reiben und Petersilie fein hacken. Hirse mit je einem Großteil des Käses und der Petersilie mischen und alles mit Salz und Pfeffer würzen.

• Hirse-Mix in die Paprikahälften füllen, mit restlichem Käse und Petersilie bestreuen. Paprikahälften in eine gefettete ofenfeste Form setzen, Butter in Flöckchen darübergeben und alles im Ofen 20 Min. backen.

Tipp Die Zwiebel ist nicht für jede*n gut verträglich und kann auch weggelassen werden.

Gefüllte Zucchini

vegetarisch, laktosearm, glutenfrei
Für 2 Portionen
30 Min. + 12 Min. Backzeit

2 Zucchini • Salz • 1 EL Ghee • 250 g Rinderhack oder vegetarisches Hack • 1 TL Currypulver • 100 ml Kokosmilch • 2 Zweige frischer Thymian • 2 Handvoll geriebener Käse oder pflanzliche Alternative

• Zucchini der Länge nach halbieren. Beide Hälften mit einem Löffel aushöhlen und das herausgelöste Fruchtfleisch klein schneiden. Zucchinihälften innen mit etwas Salz bestreuen und 3 Min. in einem Topf mit Wasser (nur Boden des Topfes leicht mit Wasser bedecken) dünsten. Herausnehmen und auf ein mit Backpapier ausgelegtes Blech legen.

• Ghee in einer Pfanne erhitzen und das Hackfleisch darin bei mittlerer Hitze in ca. 5 Min. krümelig braten. Zucchinifleisch zugeben und mit Curry würzen. Kokosmilch dazugießen, Hitze reduzieren und alles ca. 10 Min. köcheln lassen. Inzwischen den Backofen auf 180 °C Ober- und Unterhitze vorheizen. Thymianblättchen hacken und untermischen.

• Die Mischung in die Zucchinihälften geben, Reibekäse darüberstreuen und alles im Ofen ca. 12 Min. backen.

Blumenkohl-Curry mit Quinoa

vegan, laktosefrei, glutenfrei
Für 2 Portionen
⏲ 30 Min.

80 g Quinoa • ½ Blumenkohl • 4 Karotten • 1 Zwiebel • 1 Knoblauchzehe • 1 Stück Ingwer • 1 EL Kokosöl • ½ TL gemahlene Kurkuma • 400 ml Kokosmilch • Salz

● Die Quinoa nach Packungsanleitung kochen. Inzwischen Gemüse, Zwiebel, Knoblauch und Ingwer in Röschen bzw. Würfel schneiden.

● Kokosöl in einer Pfanne erhitzen und darin die vorbereiteten Zutaten einige Min. andünsten. Kurkuma dazugeben, kurz anschwitzen und dann mit Kokosmilch ablöschen. Alles 10 Min. garen, dann mit Salz abschmecken.

● Curry und Quinoa auf 4 Tellern anrichten und servieren.

Variante Um Abwechslung in das Curry zu bringen, kannst du auch jedes andere Gemüse nehmen wie Brokkoli und Pastinake.

Tipp Wenn du Zwiebeln nicht verträgst, lass sie weg. Beim Knoblauch kannst du auch die halbierte Zehe mitkochen und vor dem Essen wieder herausnehmen. Zitronengras als zusätzliches Gewürz gibt dem Ganzen Pfiff. Es schmeckt nicht nur gut, sondern hat auch eine antientzündliche und histaminsenkende Wirkung.

Gerösteter Blumenkohl mit Kurkuma und Tahini

vegan, laktosefrei, glutenfrei
Für 4 Portionen
⏲ 20 Min. + 20 Min. Backzeit

1 kleiner Blumenkohl • 2 Knoblauchzehen • 1 EL Tahini • 1 EL Olivenöl • 2 EL Zitronen- oder Aroniasaft • Gewürze nach Geschmack (z. B. Paprikapulver, Kurkuma, Chili, Pfeffer) • 1–2 TL gehackter Ingwer • ½ Bund Petersilie

● Backofen auf 200 °C Ober- und Unterhitze vorheizen. Blumenkohl in Röschen teilen. Knoblauch fein hacken.

● Tahini, Olivenöl, 1 EL Zitronensaft und Gewürze in einer Auflaufform zu einer Paste vermengen und Ingwer und Knoblauch hinzufügen. Blumenkohl in der Paste wenden.

● Alles im Ofen 20 Min. backen. Anschließend etwas abkühlen lassen. Gehackte Petersilie und 1 EL Zitronensaft über den Blumenkohl geben und servieren.

Tipp Wer Knoblauch nicht gut verträgt, kann ihn weglassen oder im Ganzen mitkochen und vor dem Essen wieder herausnehmen. Und wenn sich die Paste nicht gut verteilen lässt, einfach etwas mehr Zitronensaft oder Wasser hinzugeben. Als histaminarme Alternative zum Zitronensaft kannst du auch Aroniasaft probieren.

» Gerösteter Blumenkohl mit Kurkuma und Tahini

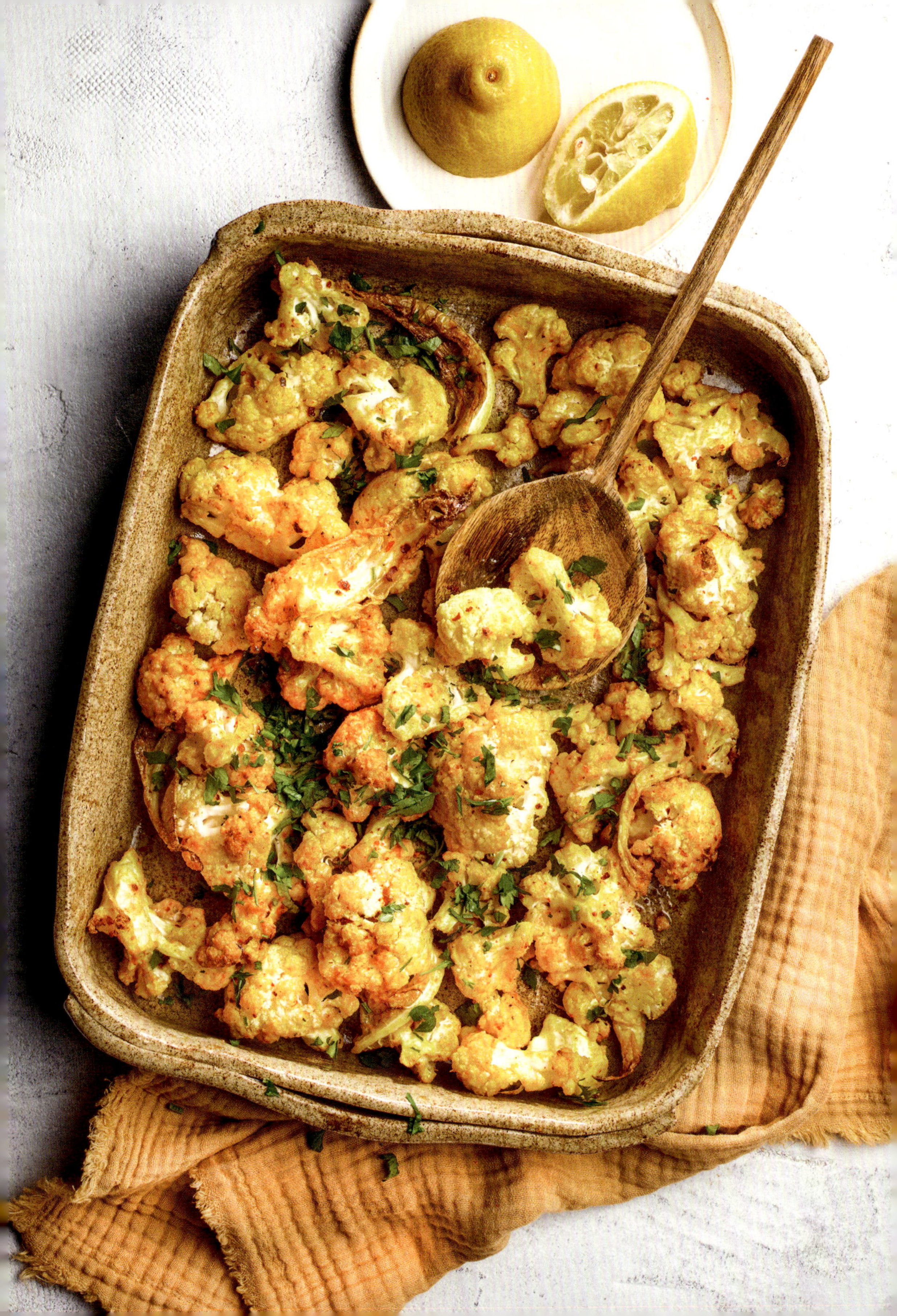

Gemüse-Kartoffel-Auflauf

vegan, laktosefrei, glutenfrei

Für 4 Portionen

45 Min. + 20 Min. Backzeit

- 600 g kleine Kartoffeln (z. B. Drillinge)
- 400 g Brokkoli
- 600 g Blumenkohl
- 300 g Karotten
- 500 ml Gemüsebrühe (ohne Hefeextrakt oder Glutamat)
- 1 Zwiebel
- 50 g junger Gouda oder veganer Reibekäse
- 25 g Butter oder vegane Margarine
- 25 g Kartoffelstärke
- 100 ml Milch oder vegane/laktosefreie Alternative
- Salz und Pfeffer
- 2 Stängel Kerbel

● Kartoffeln in kochendem Wasser 15 Min. garen. Inzwischen Brokkoli und Blumenkohl in Röschen teilen. Karotten in Stücke schneiden.

● Brühe aufkochen, Blumenkohl und Karotten zufügen, nochmals aufkochen und zugedeckt bei mittlerer Hitze ca. 12 Min. garen. Nach 5 Min. Brokkoli dazugeben.

● Inzwischen Zwiebel fein würfeln und Käse reiben. Gemüse in ein Sieb gießen und die Brühe auffangen, 400 ml abmessen. Kartoffeln abgießen und pellen.

● Ofen auf 200 °C Ober- und Unterhitze vorheizen. Butter in einem Topf erhitzen, Zwiebel darin bei schwacher Hitze dünsten, mit Stärke bestäuben, anschwitzen und nach und nach mit Brühe und Milch ablöschen. Unter Rühren aufkochen, die Hälfte des Käses unterrühren und mit Salz und Pfeffer abschmecken.

● Kartoffeln und Gemüse in eine ofenfeste Form füllen, die Sauce darübergießen und alles mit restlichem Käse bestreuen. Im Ofen ca. 20 Min. backen. Gemüse-Kartoffel-Auflauf mit Kerbel garniert servieren.

Tipp Die Zwiebel ist nicht für jede*n gut verträglich und kann auch weggelassen werden.

Endlich glutenfreie Käsespätzle

vegetarisch, laktosefrei, glutenfrei
Für 4 Portionen (2-l-Auflaufform)
45 Min. + 30 Min. Backzeit

- 55 g Reismehl
- 55 g Maismehl
- 45 g Kartoffelstärke
- 35 g Polenta
- 1 g gemahlene Leinsamen oder 1 g Agar-Agar oder 2 g Flohsamenschalen
- 1 TL Salz
- 4 Eier (Gr. M)
- 200 g junger Gouda oder vegane/laktosefreie Alternative
- 3–4 Frühlingszwiebeln

● Mehlsorten, Stärke und Polenta mischen. Gemahlene Leinsamen (oder Agar-Agar oder Flohsamenschalen) und Salz unterrühren. Eier dazugeben und alles zu einem glatten Teig kneten. Diesen 20 Min. quellen lassen.

● Reichlich Wasser zum Kochen bringen und gut salzen. Backofen auf 200 °C Ober- und Unterhitze vorheizen. Eine Auflaufform einfetten. Käse reiben, Frühlingszwiebeln fein hacken.

● Sobald das Wasser kocht, die Hitze reduzieren, sodass es nur noch leicht köchelt. Spätzleteig durch eine Spätzlepresse in das Wasser drücken oder vom Brett schaben und ca. 5 Min. kochen. Sofort mit einer Schöpfkelle aus dem Topf nehmen und in einem Sieb etwas abtropfen lassen.

● Die fertigen Spätzle mit Frühlingszwiebeln und dem Großteil des Käses in der vorbereiteten Form vermischen. Den restlichen Käse darauf verteilen. Alles im Ofen in 30 Min. goldbraun backen und direkt servieren.

Tipp Um noch eine Portion Gemüse einzubauen, passt ein grüner Salat sehr gut dazu. Wenn gegartes Gemüse besser vertragen wird, einfach Gemüse der Wahl zubereiten, während die Spätzle im Ofen bräunen.

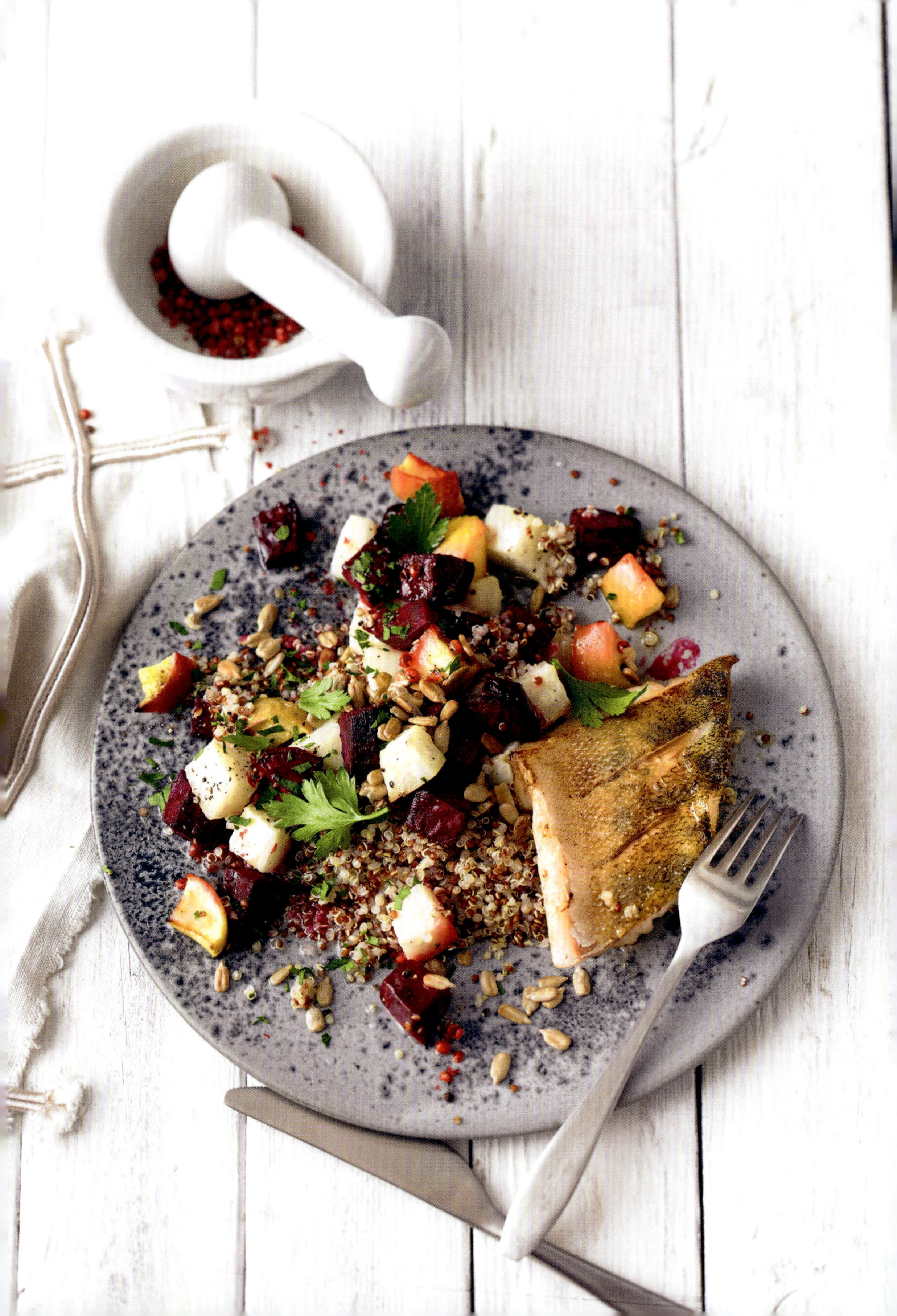

Zanderfilet auf Quinoa-Gemüse-Bett

laktosearm, glutenfrei
Für 2 Portionen
⏲ 40 Min. + 20 Min. Backzeit

250 g Quinoa • 750 ml Gemüsebrühe (ohne Hefeextrakt oder Glutamat) • 1 Kohlrabi • 2 Rote Bete • 1 Apfel • 4 EL Ghee • 1 EL Reis- oder Ahornsirup • Salz und (rosa) Pfeffer • 1 Handvoll Petersilie • 1 Zitrone • 2 Zanderfilets • 1 EL Sonnenblumenkerne

- Backofen auf 180 °C Ober- und Unterhitze vorheizen und ein Backblech mit Backpapier auslegen. Quinoa waschen und in der Brühe kurz aufkochen. Bei schwacher Hitze 15 Min. köcheln lassen, dabei gelegentlich umrühren.

- Kohlrabi, Rote Bete und Apfel schälen und würfeln. 3 EL Ghee schmelzen und mit Sirup, Salz und Pfeffer verrühren. Gemüse darin wenden, auf dem Backblech verteilen und im Ofen 20 Min. backen.

- Petersilie fein hacken. Zitrone auspressen. Die Hautseite vom Fisch mehrmals einschneiden und mit Zitronensaft beträufeln. Anschließend Fisch im restlichen Ghee auf der Hautseite in 4 Min. knusprig braten. Umdrehen und weitere 4 Min. braten. Mit Salz und Pfeffer würzen. Gemüse und die Quinoa mischen, mit dem Fisch auf 2 Teller geben und Petersilie sowie Sonnenblumenkerne darüberstreuen.

« Zanderfilet auf Quinoa-Gemüse-Bett

Nussige Putenfilets mit Pastinaken-Püree

laktosearm, glutenfrei, histaminarm
Für 2 Portionen
⏲ 40 Min.

4 Pastinaken • 2 Kartoffeln • 100 ml Reismilch • 2 EL Butter • Salz • 1 Msp. frisch geriebene Muskatnuss • 2 Putenbrustfilets • Pfeffer • 1 Ei (Gr. M) • 5 EL Kürbiskerne • 3 EL Mandelmehl • 1 EL Ghee

- Pastinaken und Kartoffeln schälen und in grobe Stücke schneiden. In Wasser zugedeckt 20 Min. köcheln lassen. Anschließend abtropfen lassen und zurück in den Topf geben. Milch und Butter zufügen und alles mit einem Stampfer grob zerdrücken. Mit Salz und Muskatnuss würzen und warm halten.

- Inzwischen Fleisch mit Salz und Pfeffer würzen. Ei in einem tiefen Teller verquirlen. Kürbiskerne fein hacken und auf einem Teller mit Mandelmehl vermischen. Filets zuerst durch das verquirlte Ei ziehen und im Anschluss mit der Kürbiskern-Mehl-Mischung panieren.

- Ghee in einer Pfanne erhitzen und die Filets darin auf jeder Seite 8–10 Min. braten. Die Putenbrustfilets mit Pastinaken-Püree servieren.

Ziegenkäse-Birnen-Flammkuchen

vegetarisch, weizenfrei, histaminarm

Für 2 Portionen

15 Min. + 50 Min. Ruhe- und Backzeit

220 g Dinkelmehl (Type 1050) • 100 ml lauwarmes Wasser • 4 EL Olivenöl • 1 Eigelb • ½ TL Salz • 2 kleine Birnen • 200 g Ziegenfrischkäse • 2 EL Walnüsse • 1 TL getr. Rosmarin • 2 EL Honig oder Ahornsirup

- Mehl, Wasser, 3 EL Olivenöl, Eigelb und Salz in 5 Min. zu einem glatten Teig verarbeiten. Diesen mit etwas Öl einreiben und 30 Min. ruhen lassen.

- Auf Backpapier 2 mm dünn ausrollen und mit dem Papier auf ein Backblech heben. Backofen auf 220 °C Ober und Unterhitze vorheizen.

- Birnen in dünne Scheiben hobeln. Den Teig mit etwas Olivenöl beträufeln. Ziegenkäse und Birnenscheiben darauf verteilen. Gehackte Nüsse und Rosmarin darüberstreuen und mit Honig beträufeln. Den Flammkuchen auf der untersten Schiene 15–20 Min. backen.

Variante Eingerollt zu einer Schnecke ist der Flammkuchen ein super Snack für Partys oder für unterwegs.

Tipp Anstatt der Walnüsse passen auch Mandeln super dazu. Den Honig kannst du durch Ahornsirup austauschen, wenn du mit einem Reizdarm zu kämpfen hast.

Rezeptbild auf Seite 104

Kabeljau mit buntem Gemüse

laktosefrei, glutenfrei, histaminarm

Für 2 Portionen

25 Min. + 15 Min. Backzeit

150 g Kartoffeln • 150 g Rote Bete • 200 g Zucchini • 2 Stängel Petersilie • 2 Zweige Thymian • 2 EL Olivenöl • 4 Kabeljaufiletfilets • Salz und Pfeffer

- Backofen auf 190 °C Ober- und Unterhitze vorheizen. Kartoffeln und Rote Bete schälen. Gesamtes Gemüse in kleine Würfel schneiden. Kräuter abzupfen und fein hacken.

- In einer Pfanne Kartoffeln im Olivenöl abgedeckt bei mittlerer Hitze 5 Min. garen. Zucchini und Rote Bete hinzugeben und alles weitere 6 Min. garen. Kräuter untermischen.

- Fisch in eine gefettete ofenfeste Form geben, salzen und pfeffern. Gemüse in einer 2. Form verteilen, ebenfalls salzen und pfeffern und zusammen mit dem Fisch im Ofen ca. 15 Min. garen. Auf 2 Tellern servieren.

Kartoffelgnocchi

vegan, laktosefrei, glutenfrei, histaminarm, FODMAP-arm
Für 4 Portionen
⏲ 1 Std.

500 g festkochende Kartoffeln • Salz • 25 g Kartoffelstärke (plus etwas für das Brett) • frisch geriebene Muskatnuss • Pfeffer

- Die Kartoffeln in Salzwasser in 25–30 Min. weich garen. Noch heiß pellen und durch die Kartoffelpresse drücken. Dabei immer wieder etwas Stärke über das Kartoffelpüree sieben. Muskat und 1 TL Salz zugeben und die Masse kurz mit einem Löffel vermischen, aber nicht kneten.

- Teig auf einem mit Stärke bestäubten Brett zu fingerdicken Strängen rollen. In ca. 2 cm lange Stücke schneiden und auf dem Brett einige Min. trocknen lassen oder auf ein Tuch legen. Salzwasser zum Kochen bringen. Hitze reduzieren und die Gnocchi im Wasser 1–2 Min. ziehen lassen, bis sie nach oben steigen. Dann sofort mit der Schöpfkelle herausnehmen.

- Die Gnocchi halten sich ein paar Tage im Kühlschrank und können bei Bedarf in der Pfanne angebraten und mit Sauce oder Pesto (Seite 125) genossen werden.

Variante Wer möchte, kann Rosmarin oder andere fein gehackte Kräuter in den Teig geben, um den Gnocchi einen mediterranen Geschmack zu geben.

Veganes Kartoffel-Gulasch

vegan, laktosefrei, glutenfrei, histaminarm
Für 4 Portionen
⏲ 25 Min.

600 g Kartoffeln • 400 g Karotten • 1 EL Paprikamark • 2 EL Oliven- oder Rapsöl • 1 EL Speisestärke • 2 Lorbeerblätter • 1 L Gemüsebrühe (ohne Hefeextrakt oder Glutamat) • Salz und Pfeffer • 3 EL gehackter Kerbel

- Kartoffeln schälen und in grobe Würfel scheiden. Karotten ebenfalls würfeln.

- Paprikamark in einem Topf im Öl bei mittlerer Hitze anschwitzen. Stärke hinzufügen, dabei gut rühren. Brühe langsam angießen und alles gut verrühren.

- Lorbeerblätter, Karotten und Kartoffeln hineingeben und abgedeckt köcheln lassen, bis das Gemüse gar ist. Mit Pfeffer und Salz abschmecken und die Lorbeerblätter herausnehmen. Gulasch auf 4 Teller verteilen und mit Kerbel garnieren.

Gemüse-Puten-geschnetzeltes mit Reis

vegan, laktosefrei, glutenfrei, histaminarm, fructosearm
Für 2 Portionen
⏲ 30 Min.

150 g Reis • 325 ml Wasser • Salz • 250 g Putenbrustfilet oder vegane »Fleischstücke« • optional: 1 Zwiebel • 1 Zucchini • 2 Karotten • 2 EL Oliven- oder Rapsöl • 150 g Joghurt oder vegane/laktosefreie Alternative

● Reis, 200 ml Wasser und Salz aufkochen und bei schwacher Hitze zugedeckt ca. 15 Min. garen.

● Inzwischen Fleisch in Streifen schneiden. Zwiebel fein würfeln, Zucchini und Karotten in feine Streifen schneiden. In einer Pfanne Zwiebel und Karotten in 1 EL Öl anrösten. Zucchini dazugeben und unter häufigem Rühren ca. 5 Min. dünsten.

● Gemüse auf einen Teller geben und in derselben Pfanne restliches Olivenöl erhitzen, Putenstreifen anbraten und mit Salz würzen. 125 ml Wasser zufügen, kurz aufkochen und das Gemüse dazugeben. Abschließend alles vom Herd nehmen. Joghurt untermengen und mit dem Reis auf 2 Tellern anrichten.

Spaghetti mit Paprikasauce

vegan, laktosefrei, weizenfrei
Für 2 Portionen
⏲ 25 Min.

180 g Dinkelspaghetti (gerne Vollkorn) • Salz • 1 Zwiebel • 1 Knoblauchzehe • 2 rote Paprika • 2 EL Olivenöl • 1 EL Paprikamark • 60 g Sahne oder vegane/laktosefreie Alternative • Pfeffer

● Nudeln in Salzwasser bissfest garen. Inzwischen Zwiebel und Knoblauch hacken. Paprika fein würfeln.

● Öl in einer Pfanne erhitzen, Zwiebel, Knoblauch und Paprika darin bei mittlerer Hitze 3 Min. anschwitzen. Paprikamark und Sahne untermischen und die Sauce mit Salz und Pfeffer abschmecken.

● Nudeln abgießen und mit der Sauce gut vermischen. Noch mal abschmecken und auf 2 Tellern servieren.

Tipp Du kannst auch das Doppelte der Sauce zubereiten und den Rest luftdicht verpackt auf Vorrat einfrieren.

» Spaghetti mit Paprikasauce

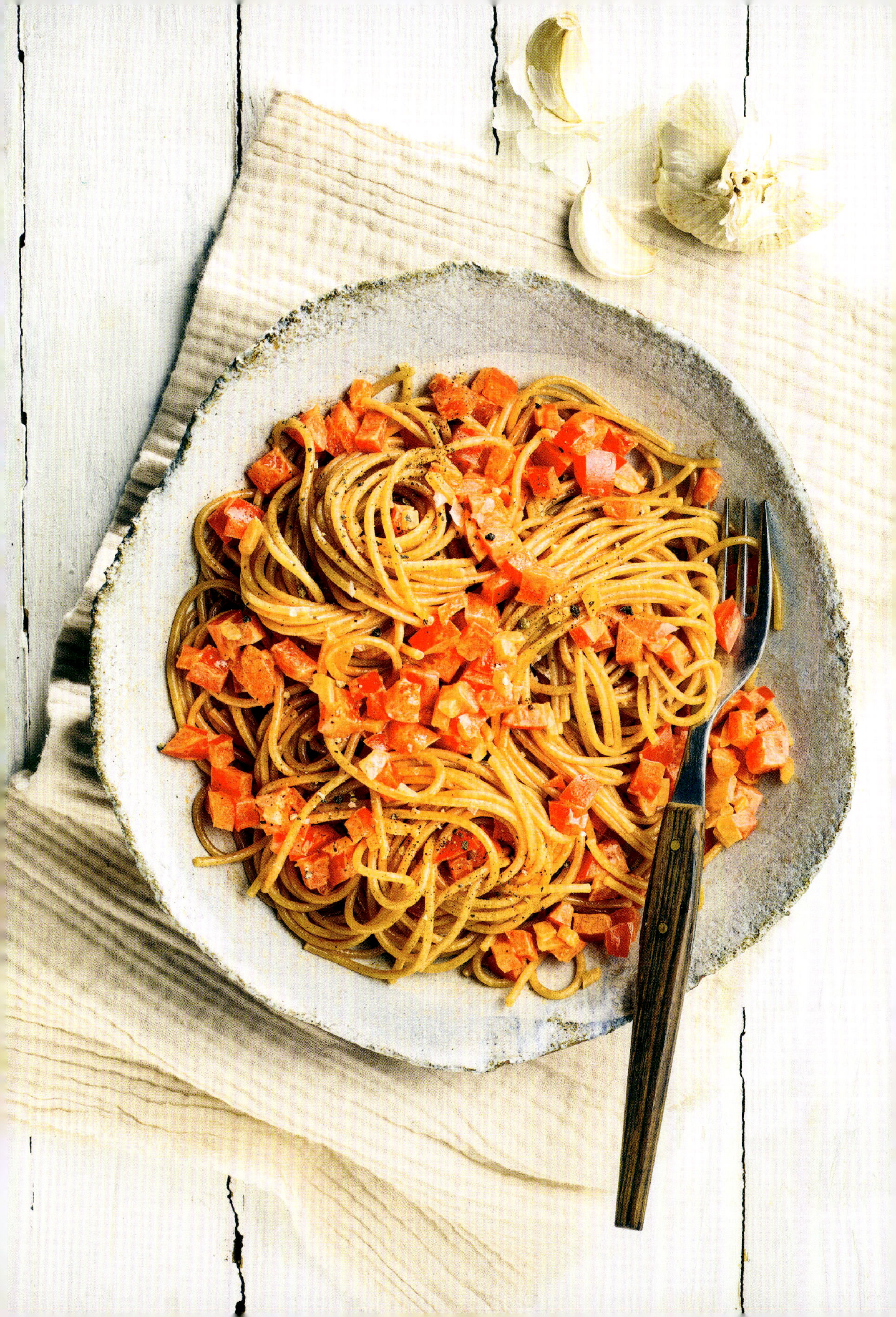

Karottenspaghetti mit Mandelsauce

vegan, laktosefrei, glutenfrei, histaminarm, FODMAP-arm
Für 2 Portionen
25 Min.

1 rote Paprika • 1 TL Rapsöl • 3 EL Mandel- oder Cashewmus • 150 ml Gemüsebrühe (ohne Hefeextrakt oder Glutamat) • Paprikapulver, Salz und Pfeffer • 3 EL gehackte Kräuter nach Geschmack (z. B. Schnittlauch, Basilikum, Petersilie) • optional: etwas vegane Milch • 5 Karotten

- Paprika fein würfeln und in Öl kurz anbraten. Mandelmus dazugeben und mit Gemüsebrühe cremig verrühren. Die Sauce würzen und mit Kräutern abschmecken. Sollte sie zu dickflüssig sein, mit etwas veganer Milch oder Wasser strecken. Warm halten.

- Karotten in dünne Streifen schneiden oder mit einem Spiralschneider arbeiten. Die Karottenspaghetti in kochendem Salzwasser 1 Min. blanchieren. Die Sauce mit den Karotten vermengen und auf 2 Tellern servieren.

Haferbratlinge mit Karotten und Hirsepolenta

vegetarisch, weizenfrei, histaminarm
Für 2 Portionen
45 Min.

150 g kernige Haferflocken • 300 ml kochendes Wasser • 400 g kleine Karotten • 2 EL Oliven- oder Rapsöl • Salz und Pfeffer • 200 ml Gemüsebrühe (ohne Hefeextrakt oder Glutamat) • 50 ml Milch oder vegane/laktosefreie Alternative • 75 g Hirsegrieß • 50 g Feta • 1 Handvoll frische Kräuter • 1 Ei (Gr. M) • 4 EL Dinkel-Vollkornmehl

- Backofen auf 200 °C Ober- und Unterhitze vorheizen. Haferflocken im kochenden Wasser 5 Min. quellen lassen. Karotten längs halbieren, in einer Auflaufform mit 1 EL Olivenöl vermengen, mit Salz und Pfeffer würzen und im Ofen ca. 20 Min. backen.

- Inzwischen Brühe und Milch zum Kochen bringen. Grieß einrühren und unter gelegentlichem Rühren bei schwacher Hitze 20 Min. quellen lassen.

- Feta zerbröseln und Kräuter fein hacken. Haferflocken, Ei, Mehl, Feta, Hälfte der Kräuter, Salz und Pfeffer vermengen. Die Masse zu 6–8 Bratlingen formen. Restliches Öl in einer Pfanne erhitzen und die Bratlinge von beiden Seiten in 4–5 Min. goldbraun anbraten.

- Restliche Kräuter, Salz und Pfeffer unter die Polenta mischen. Diese zusammen mit Bratlingen und Karotten auf 4 Tellern servieren.

Polenta mit Ofengemüse

vegan, laktosefrei, glutenfrei
Für 4 Portionen
⏲ 40 Min. + 40 Min. Backzeit + 1 Std. Abkühlzeit

Für die Polenta:
- 160 ml Milch oder vegane/laktosefreie Alternative
- 400 ml Wasser
- 200 g Polenta
- 20 g Butter oder vegane Margarine
- Salz und Pfeffer
- frisch geriebene Muskatnuss
- 2 EL Rapsöl

Für das Ofengemüse:
- 1 kg Wurzelgemüse (z. B. Pastinaken, Rote Bete, Karotten, Süßkartoffeln, Petersilienwurzeln)
- 1 rote Zwiebel
- 1 Knoblauchzehe
- 2 EL Olivenöl
- 2 TL Honig oder Ahornsirup
- 100 ml Apfelsaft
- Salz und Pfeffer
- 6 Zweige Thymian

- Für die Polenta Milch und Wasser in einem kleinen Topf zum Kochen bringen. Polenta mit dem Schneebesen einrühren und unter gelegentlichem Rühren bei schwacher Hitze 20 Min. garen. Butter unterrühren und Polenta mit Salz, Pfeffer und Muskatnuss abschmecken. Die Masse gleichmäßig auf einem mit Wasser befeuchteten Teller verstreichen und ca. 1 Std. abkühlen lassen.

- Backofen auf 190 °C Ober- und Unterhitze vorheizen. Inzwischen Gemüse und Zwiebel in grobe Stücke schneiden. Knoblauch fein hacken. Rote Bete in Wasser ca. 5 Min. köcheln lassen. Olivenöl, Honig und Apfelsaft verrühren und das Gemüse damit marinieren.

- Gemüse, Zwiebel und Knoblauch in eine ofenfeste Form füllen. Mit Salz und Pfeffer würzen und die Thymianzweige dazulegen. Alles im Ofen ca. 40 Min. backen.

- Kurz vor dem Ende der Backzeit die Polenta mit einem angefeuchteten scharfen Messer in Rauten schneiden. Das Öl in einer beschichteten Pfanne erhitzen und die Polentarauten darin bei schwacher Hitze von beiden Seiten in 2–3 Min. goldbraun anbraten. Abschließend mit dem Ofengemüse auf 4 Tellern anrichten und genießen.

Variante Das Rezept schmeckt auch mit Mairübchen oder Kürbis sehr gut.

Tipp Solltest du Zwiebeln nicht gut vertragen, lass sie weg. Beim Knoblauch kannst du nach dem Garen die halbierte Zehe einfach wieder herausnehmen, also vorher nicht hacken. Bei Reizdarm kann es helfen, Ahornsirup anstatt Honig zu nehmen.

SNACKS, DESSERTS UND CO.

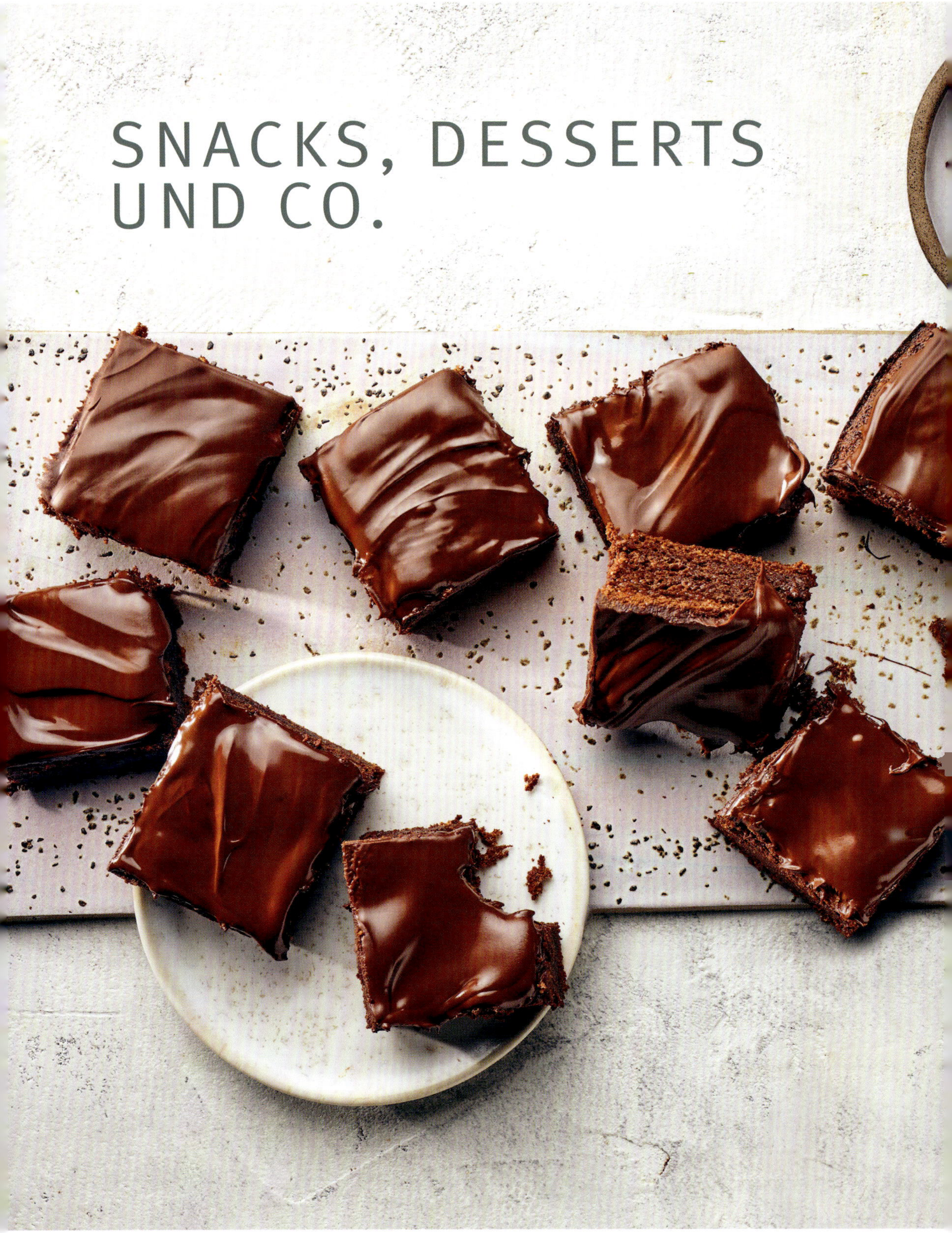

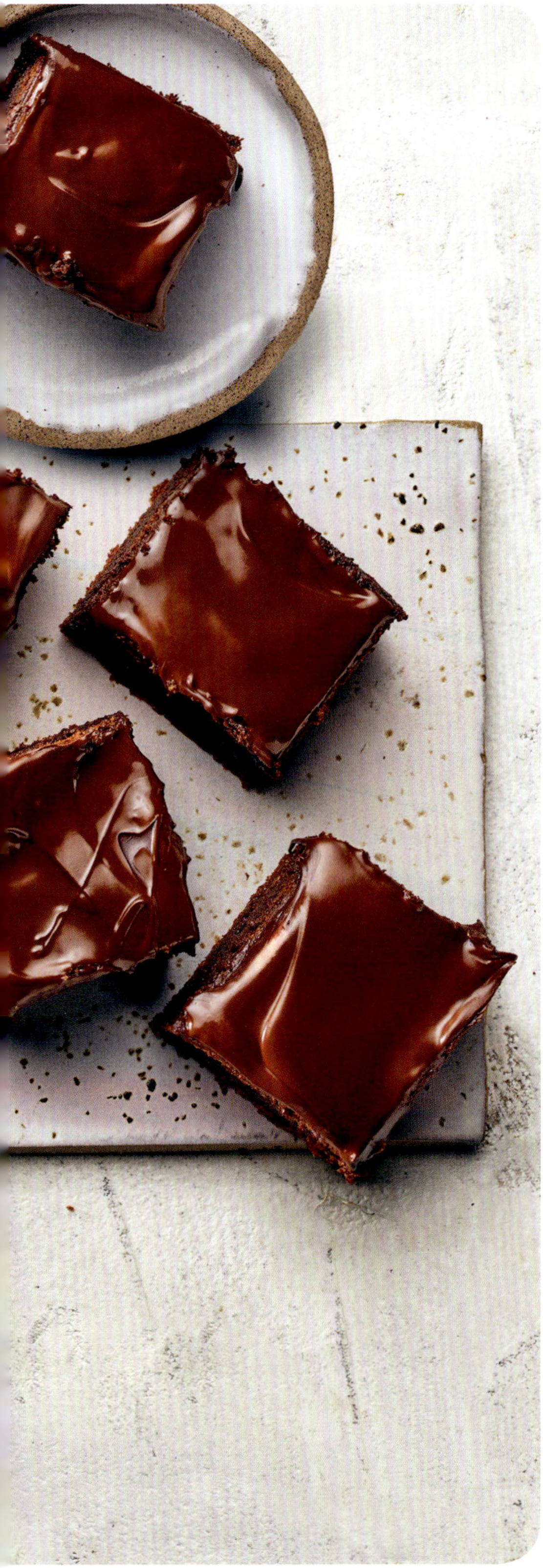

Der sündige, aber glutenfreie Brownie

vegetarisch, laktosefrei, glutenfrei, FODMAP-arm

Für 1 Springform (26 cm)

⏲ 20 Min. + 40 Min. Backzeit

6 Eier (Gr. M) • 400 g Zartbitter- oder vegane Schokolade • 100 g Zucker • 100 g Butter oder vegane Margarine

- Backofen auf 180 °C Ober- und Unterhitze vorheizen und die Springform einfetten. Eier trennen und Eiweiß steif schlagen. 300 g Schokolade mit Zucker und Butter im Wasserbad schmelzen. Eigelbe nach und nach unterrühren. Eischnee unterheben.

- Den Teig in die Springform geben und im Ofen ca. 40 Min. backen. Restliche Schokolade schmelzen und über den fertigen Kuchen geben. Diesen in Brownies schneiden.

Variante Wer möchte und es verträgt, kann vor dem Backen noch Nüsse, Kirschen oder andere Leckereien in den Teig geben.

Tipp Der absolute Renner in der ersten Zyklushälfte, wenn Histamin kein Problem ist und du richtig Lust auf einen innen noch leicht feuchten Schokokuchen hast.

Ingwer-Zitronen-Minz-Tonic

vegan, laktosefrei, glutenfrei
Für 1 Person
5 Min.

1 Zitrone • 2 Limetten • 1 großes Stück Ingwer • 350 ml stilles Wasser • 3 entsteinte Datteln • 1 Bund Minze • optional: Crushed Ice und Sprudelwasser

- Zitrone, Limetten und Ingwerknolle schälen. Alles außer Eis und Sprudelwasser in einen Mixer geben und zu einem frischen Getränk mixen. Nach Geschmack mit Eis und Sprudelwasser servieren.

Tipp Sollte der Tonic zu sauer sein, kann noch etwas Ahornsirup hinzugegeben werden.

Käsebällchen

vegetarisch, weizenfrei, histaminarm
Für ca. 25 Bällchen
25 Min. + 17 Min. Backzeit

150 g junger Gouda • 175 g Dinkelmehl (Type 630) • 120 g weiche Butter • 1 Ei (Gr. M) • 1 EL getr. Oregano oder Rosmarin

- Backofen auf 180 °C Ober- und Unterhitze vorheizen. Gouda reiben und mit Mehl mischen. Butter in Flöckchen zugeben und alles verkneten. Ei und Kräuter unterrühren, bis ein glatter Mürbeteig entsteht.

- Den Teig mit bemehlten Händen zu kleinen Bällchen formen. Diese auf ein mit Backpapier ausgelegtes Backblech legen und im Ofen ca. 17 Min. backen, bis sie leicht gebräunt sind.

Knusprige Snackerbsen

vegan, laktosefrei, glutenfrei
Für 2 Portionen
⏲ 5 Min. + 60 Min. Backzeit

200 g TK-Erbsen, aufgetaut • ½ EL Rapsöl • Salz • Gewürze nach Geschmack (z. B. Thymian, Paprikapulver, Currypulver)

● Backofen auf 200 °C Ober- und Unterhitze vorheizen. Erbsen mit Öl und Salz vermischen. Nach Belieben weitere Gewürze hinzufügen. Die Erbsen auf einem mit Backpapier belegten Backblech verteilen und 50–60 Min. rösten.

Tipp Hülsenfrüchte wie Erbsen oder auch Kichererbsen enthalten zwar wenig bis kaum Histamin, können aber dessen Ausschüttung unterstützen, daher lieber genau prüfen, ob du sie gut verträgst.

Kurkuma-Knabberkerne

vegan, laktosefrei, glutenfrei, histaminarm
Für 2 Portionen
⏲ 10 Min.

3 EL Kürbiskerne • 2 EL Sonnenblumenkerne • 1 TL Rapsöl • ½ TL Currypulver • ½ TL gemahlene Kurkuma • Salz und Pfeffer

● In einer beschichteten Pfanne die Kerne ohne Fett leicht anrösten. Rapsöl, Currypulver, Kurkuma, Salz und Pfeffer dazugeben. Die Kerne gleichmäßig mit den Gewürzen vermengen, aus der Pfanne nehmen und abkühlen lassen.

Tipp Die Kurkuma-Knabberkerne sind sehr magnesiumreich und können dich daher auch in der Phase vor und während deiner Menstruation super unterstützen.

Rote-Bete-Dip

vegan, laktosefrei, glutenfrei
Für 2 Portionen
⏲ 10 Min.

1 gekochte Rote Bete • 50 g gekochte weiße Bohnen • 1 Knoblauchzehe • 2 TL geriebener Meerrettich • 1 TL geschrotete Leinsamen • 1 TL Apfelessig

● Rote Bete zerkleinern und mit den weißen Bohnen im Mixer oder mit dem Pürierstab fein mixen. Knoblauch fein hacken, mit Meerrettich, Leinsamen und Apfelessig zu dem Püree geben und alles vermengen.

Tipp Wenn du keinen Knoblauch verträgst, probiere es einfach ohne oder ersetze ihn mit rosenscharfem Paprikapulver.

Bunte Gemüsechips

vegan, laktosefrei, glutenfrei, histaminarm
Für 2 Portionen
⏲ 20 Min. + 50 Min. Backzeit

400 g Topinambur • 1 Karotte • 2 Rote Beten • 2 EL Rapsöl • ½ TL Salz • ½ TL getr. Thymian

● Backofen auf 110 °C Ober- und Unterhitze vorheizen. Gemüse in sehr dünne Scheiben schneiden oder hobeln. Öl mit Salz und Thymian vermengen und die Rote-Bete-, Topinambur- und Karottenscheiben separat damit vermischen.

● Gemüse gleichmäßig auf einem mit Backpapier belegten Blech verteilen und im Ofen 40–50 Min. trocknen lassen. Gelegentlich wenden und alle 5 Min. die Tür des Ofens öffnen, damit die Feuchtigkeit entweichen kann.

Variante Wenn du magst, kannst du deine Chips auch anders würzen. Gerade Currypulver hat viele antientzündliche Inhaltsstoffe, die du einbauen kannst. Aber auch mit Dips lassen sich die Chips aufpeppen. Wenn du Hummus gut verträgst, passt der super dazu.

Tipp Diese Chips sind dank Topinambur unschlagbar ballaststoffreich, also gut für deine Verdauung und deinen Blutzucker.

» Bunte Gemüsechips mit Rote-Bete-Dip und Hummus

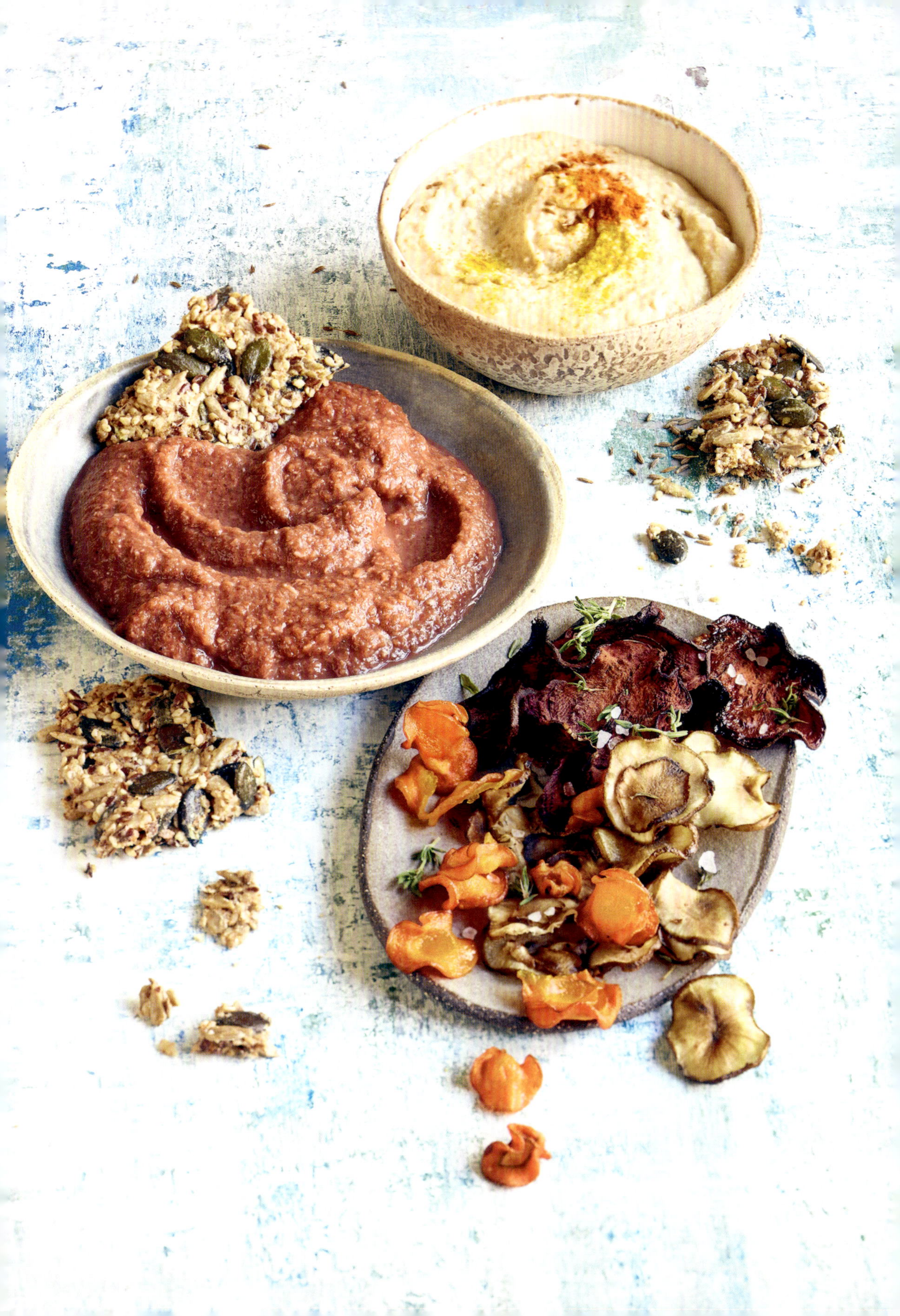

Karottenkuchen für (fast) jede Gelegenheit

vegetarisch, glutenfrei
Für 1 Springform (28 cm)
25 Min. + 1 Std. Backzeit

Für den Teig:
- 300 g Karotten
- 1 Bio-Zitrone
- 5 Eier (Gr. M)
- 150 g Zucker
- 300 g gemahlene Mandeln
- ½ Pck. Backpulver
- ½ TL Ceylon-Zimt
- 1 Prise Salz

Für das Frischkäse-Topping:
- 100 g weiche Butter
- 100–150 g Puderzucker (Menge nach Geschmack)
- 200 g Frischkäse

● Backofen auf 180 °C Ober- und Unterhitze vorheizen und eine Springform fetten. Karotten fein raspeln. Von der Zitrone die Schale abreiben und den Saft auspressen. Eier trennen und das Eiweiß steif schlagen. Eigelbe mit Zucker und Zitronenschale cremig rühren.

● Restliche Zutaten für den Teig verrühren und abwechselnd mit den Karotten unter die Eiermasse heben. Eischnee unterheben, den Teig in die Form füllen und im Ofen 50–60 Min. backen.

● Inzwischen für das Topping Butter in 2–3 Min. hellcremig aufschlagen. Puderzucker 2–3 Min. unterrühren, bis die Farbe heller wird. Frischkäse löffelweise unterheben. Dabei nicht zu lange rühren, sonst wird das Frosting flüssig! Anschließend 30 Min. kalt stellen.

● Kuchen herausholen, aus der Form lösen, auf einem Kuchengitter auskühlen lassen und mit dem Topping bestreichen.

Variante Für Vanille-Frosting kannst du unter die Masse ½ TL Vanillepaste oder das Mark einer Vanilleschote heben. Wenn du es lieber etwas fruchtiger hast, probier mal, ein paar Spritzer Zitronensaft, -öl oder den Abrieb von ½ Bio-Zitrone mit in das fertige Frosting zu geben.

Tipp Ist das Frosting nach Zugabe des Puderzuckers zu fest, kannst du mit 1–2 EL Sahne Abhilfe schaffen.

Omas (glutenfreier) Käsekuchen

vegetarisch, glutenfrei
Für 1 Springform (28 cm)
⏲ 15 Min. + 1 Std. Backzeit

5 Eier (Gr. M) • 250 g Zucker • 250 g Butter oder Margarine • 1 kg Magerquark • 2 Pck. Vanillepuddingpulver • ½ Pck. Backpulver • 1 Spritzer Zitronensaft oder -öl

● Backofen auf 175 °C Umluft vorheizen und die Springform einfetten. Eier trennen und das Eiweiß steif schlagen. Eigelbe mit Zucker aufschlagen, dann Butter und Quark unterrühren. Vanillepuddingpulver und Backpulver unterrühren. Zitronensaft hinzugeben.

● Eischnee unterheben und den Teig in die Springform füllen. Mit Alufolie abdecken und im Ofen ca. 30 Min. backen. Herausholen, Alufolie entfernen und den Kuchen weitere 30 Min. backen. Aus dem Ofen holen, abkühlen lassen und im Kühlschrank aufbewahren.

Tipp Der Kuchen, auf den sich die ganze Familie einigen kann. Ganz egal welche Unverträglichkeit im Raum steht, es gibt immer eine Lösung. Laktosefreier Quark macht das Ganze auch aus Sicht von Reizdarm-Betroffenen und Menschen mit Laktoseintoleranz zu einem besonderen Fest. Und wer möchte, kann auch gerne noch etwas Obst mit in den Teig geben.

Keksteig mal anders

vegan, laktosefrei, glutenfrei
Für 2 Portionen
⏲ 10 Min.

1 Dose Kichererbsen (Abtropfgewicht 240 g) • 2 TL Nussmus nach Geschmack (z. B. Erdnuss-, Mandel- oder Cashewmus) • 1–2 EL Ahornsirup • 25 g Zartbitterschokolade oder Kakaonibs

● Kichererbsen in einem Sieb gründlich mit kaltem Wasser abspülen. Dann zusammen mit Nussmus und Ahornsirup im Mixer pürieren, bis keine Stückchen mehr zu sehen sind.

● Zum Schluss die gehackte Zartbitterschokolade unterrühren, den Keksteig in 2 Schalen umfüllen und genießen.

Variante Du kannst das Grundrezept auch mit anderen Zutaten verfeinern. Mit Vanillemark, Kakaopulver, Ceylon-Zimt oder gehackten Nüssen kannst du aus deiner Basis richtig viel rausholen.

Tipp Wenn du beim Waschen die Hüllen der Kichererbsen entfernst, wird dein Keksteig besonders gleichmäßig. Aber Achtung: Hülsenfrüchte enthalten zwar wenig bis kaum Histamin, können aber dessen Ausschüttung unterstützen, daher lieber genau prüfen, ob du sie gut verträgst.

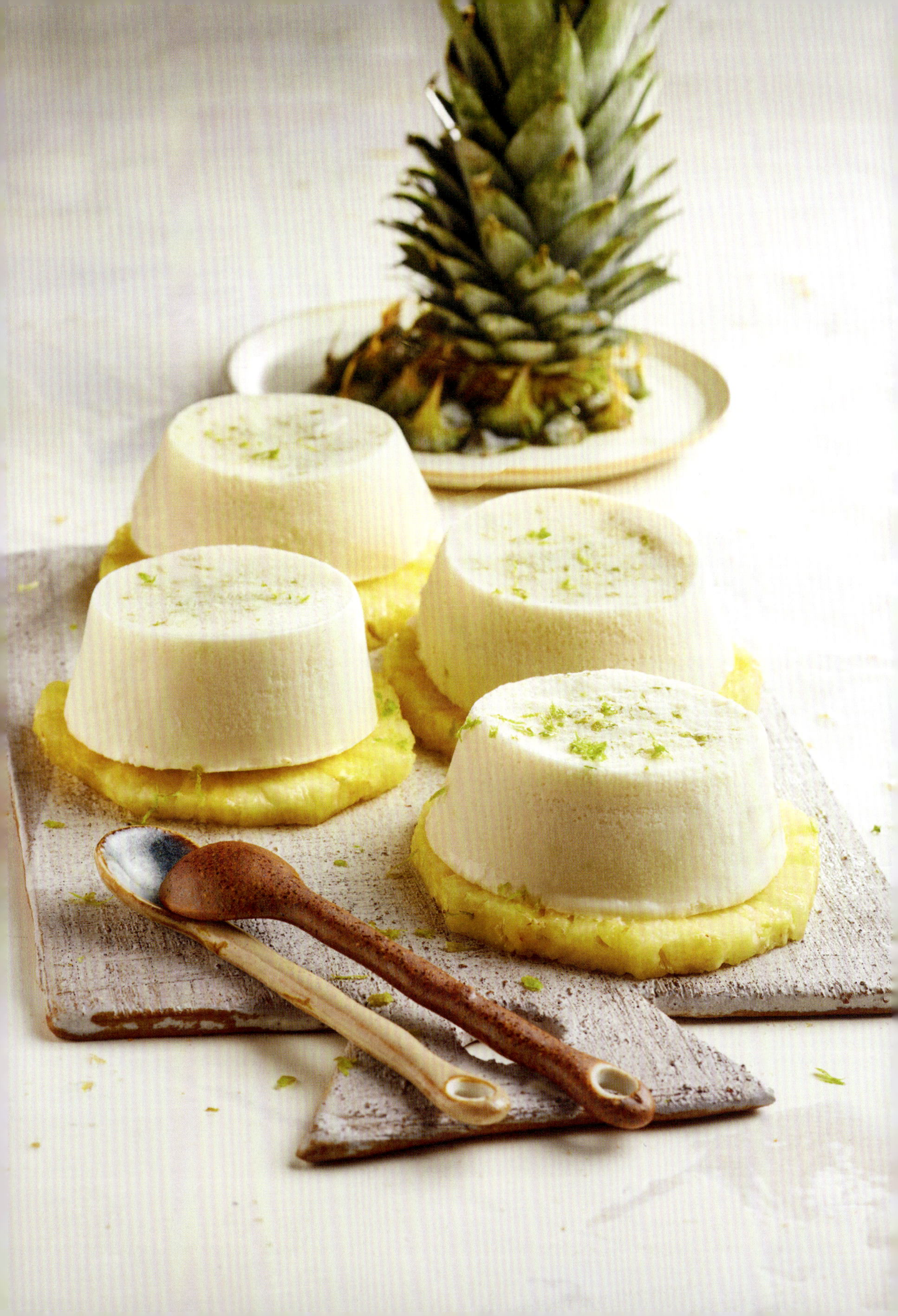

Kokos-Limetten-Pannacotta

vegan, laktosefrei, glutenfrei, FODMAP-arm
Für 4 Portionen
15 Min. + 4 Std. Kühlzeit

- 4 Blatt Gelatine oder ½ TL Agar-Agar
- 250 ml laktosefreie oder vegane Sahne
- 250 ml Kokosmilch
- 50 g Zucker
- 1 Bio-Limette
- ½ Ananas

● Gelatineblätter in einer Schale mit kaltem Wasser einlegen. Sahne mit Kokosmilch und Zucker in einem Topf verrühren und langsam 5–10 Min. erhitzen, jedoch nicht sprudelnd kochen. Die Schale der Limette abreiben und den Saft der halben Frucht auspressen. Beides in den Topf geben.

● Kokossahne vom Herd nehmen und etwas abkühlen lassen. Die weiche Gelatine leicht ausdrücken und mit dem Schneebesen unter die Sahne rühren. Alternativ Agar-Agar unterrühren und die Sahne unter ständigem Rühren weitere 1–2 Min. köcheln lassen.

● Die flüssige Pannacotta nun in 4 Schalen füllen und für 3–4 Std. in den Kühlschrank stellen. Ananas schälen, in 4 Scheiben schneiden und diese auf Teller verteilen. Die Pannacotta vorsichtig auf die Ananasscheiben stürzen und genießen.

Variante Für eine etwas leichtere oder eher sahnigere Variante einfach das Verhältnis von Sahne und Kokosmilch abändern. Mandelmilch eignet sich auch sehr gut für die Pannacotta. Und wenn du keine Ananas magst, kannst du die Pannacotta auch mit jedem anderen Obst machen.

Kokos-Milchreis mit frischen Beeren

vegan, laktosefrei, histaminarm, glutenfrei
Für 4 Portionen
⏲ 40 Min.

150 g Milchreis • 500 ml Kokosmilch • 250 ml Wasser • 3 EL Ahornsirup • 200 g gemischte frische Beeren

- Milchreis, Kokosmilch, Wasser und Ahornsirup unter Rühren 5 Min. köcheln lassen. Dann die Hitze reduzieren und den Milchreis unter gelegentlichem Rühren ca. 30 Min. quellen lassen. Milchreis auf 4 Schalen verteilen und mit Beeren garnieren.

Rote Grütze

vegan, laktosefrei, glutenfrei
Für 4 Portionen
⏲ 20 Min.

100 g Sauerkirschen • ½ Vanilleschote • 330 ml Kirsch- oder Johannisbeersaft • 35 g Zucker • 2 EL Speisestärke • 100 g Erdbeeren • 100 g rote Johannisbeeren • 100 g Himbeeren

- Kirschen entsteinen. Vanilleschote längs aufschneiden und das Mark herauskratzen. Vanillemark und -schote mit Fruchtsaft, bis auf 2 EL, und Zucker aufkochen. Stärke mit restlichem Saft glatt rühren und in den kochenden Fruchtsaft gießen.

- Unter Rühren nochmals aufkochen und alle Früchte dazugeben. Vom Herd nehmen und abkühlen lassen. Vanilleschote entfernen, die Grütze auf 4 Schalen verteilen und direkt servieren oder kalt stellen.

Das passt dazu Schlagsahne oder Vanillesauce

Tipp Die Früchte können frei gewählt werden, sodass auch eine histaminarme Variante, z. B. mit Heidelbeeren statt Erdbeeren, möglich wäre.

Achtung: Blitzeis

vegan, laktosefrei, glutenfrei, histaminarm
Für 4 Portionen
⏲ 5 Min.

400 g TK-Obst (z. B. Heidelbeeren, Himbeeren, Mango) • 80 g Zucker • 140 ml Sahne oder vegane/laktosefreie Alternative

● Obst mit Zucker im Mixer oder mit dem Pürierstab zerkleinern. Sahne untermixen. Sofort auf Schalen verteilen und servieren oder für später in einer gefrierfesten Form tiefkühlen.

Quarkcreme mit Beeren und Baiser

vegetarisch, histaminarm, FODMAP-arm
Für 4 Portionen
⏲ 15 Min.

200 ml Sahne • 1 Pck. Vanillezucker • 500 g Magerquark • 250 g TK-Beeren • 100 g Baiser

● Sahne mit Vanillezucker steif schlagen und unter den Magerquark heben. Die Creme auf 4 Schalen verteilen.

● Die gefrorenen Beeren auf der Quarkcreme verteilen. Zwei Drittel der Baisers zerbröseln und als Topping auf das Dessert streuen, dieses kalt stellen. Zum Servieren die restlichen Baisers frisch auf die Quarkspeise bröseln.

Abschließende Worte

Ich möchte dich an dieser Stelle noch einmal kurz dazu einladen, dir selbst zu danken, dass du es bis hierhin geschafft hast. Du hast, das kann ich ohne dich zu kennen sagen, Großes geleistet, Kämpfe gekämpft, verloren und gewonnen. Du bist stärker, als du es dir selbst eingestehen magst, und du hast mit diesem Buch vielleicht einen kleinen Schritt in Richtung mehr Selbstfürsorge gemacht.

Ich hoffe, dir helfen die kleinen und großen Tipps und Tricks aus diesem Buch und dass du ein paar neue Rezepte findest, die vielleicht dein Leben ein bisschen schöner machen.

Danke, dass du da bist!

Danksagung

Abschließend möchte ich noch meiner Betreuung im Verlag danken, dass sie so viel Geduld mit mir hatte und immer an dieses Projekt geglaubt hat, sodass wir weiter über das Thema Endometriose aufklären und mehr Menschen helfen können.

Ganz besonderer Dank geht an Pia und Meike, die sich ihre Freizeit um die Ohren geschlagen haben, um das Buch zu dem zu machen, was es jetzt ist. Ich bin froh, euch kennengelernt zu haben und dass ihr mich mit euren Ratschlägen so toll unterstützt habt.

Danke an meine Familie, die wahrscheinlich immer noch in Erklärungsnot kommt, wenn sie gefragt wird, was ich beruflich mache, und an die tollen Menschen, die mich schon so lange begleiten, dass sie im Grunde auch schon Familie sind. Danke, dass ich durch und mit euch zu dem wachsen durfte, was ich jetzt bin, und dass ihr immer da seid, wenn Not am Mann oder an der Frau ist.

Und am Ende möchte ich mich bei all den tollen Menschen bedanken, die mich auf diesem Weg begleitet haben und es mir ermöglicht haben, zu diesem Thema zu schreiben.

Ich bin stolz und glücklich, dieses kleine Werk hier zusammengetragen zu haben und so tolle Menschen um mich zu haben, die mich unterstützen. Und ich wünsche dir als Leser*in, dass du dir genauso ein Netz an Menschen aufbauen kannst, um die Unterstützung zu erhalten, die jeder Mensch verdient.

Du bist stark und einzigartig!

Service

Quellenangaben

1 Abbas S, Ihle P, Köster I, Schubert I. Prevalence and incidence of diagnosed endometriosis and risk of endometriosis in patients with endometriosis-related symptoms: findings from a statutory health insurance-based cohort in Germany. European journal of obstetrics, gynecology, and reproductive biology 2012; 160: 79–83

2 Kennedy S, Bergqvist A, Chapron C, D'Hooghe T, Dunselman G, Greb R et al. ESHRE guideline for the diagnosis and treatment of endometriosis. Human reproduction (Oxford, England) 2005; 20: 2698–2704

3 Kitawaki J, Kado N, Ishihara H, Koshiba H, Kitaoka Y, Honjo H. Endometriosis: the pathophysiology as an estrogen-dependent disease. The Journal of Steroid Biochemistry and Molecular Biology 2002; 83: 149–155

4 Eskenazi B, Warner M L. EPIDEMIOLOGY OF ENDOMETRIOSIS. Obstetrics and Gynecology Clinics of North America 1997; 24: 235–258

5 Meuleman C, Vandenabeele B, Fieuws S, Spiessens C, Timmerman D, D'Hooghe T. High prevalence of endometriosis in infertile women with normal ovulation and normospermic partners. Fertility and sterility 2009; 92: 68–74

6 ESHRE Endometriosis Guideline Development Group. Endometriosis: Guideline of European Society of Human Reproduction and Embryology, 2022

7 Ulrich U, Buchweitz O, Greb R, Keckstein J, Leffern I von, Oppelt P et al. Interdisciplinary S2k Guidelines for the Diagnosis and Treatment of Endometriosis: Short Version – AWMF Registry No. 015–045, August 2013. Geburtshilfe Frauenheilkd 2013; 73: 890–898

8 Engel J, Berkes E, Tinneberg H R. Klassifikation der Endometriose. Gynäkologe 2015; 48: 200–208

9 Burghaus S, Schäfer S D, Ulrich U A. Diagnostik und Therapie der Endometriose: Leitlinienklasse S2k. AWMF-Registernummer 015–045. 1st ed., August 2020

10 Lewis S J, Heaton K W. Stool form scale as a useful guide to intestinal transit time. Scandinavian journal of gastroenterology 1997; 32: 920–924

11 Baker J M, Al-Nakkash L, Herbst-Kralovetz M M. Estrogen-gut microbiome axis: Physiological and clinical implications. Maturitas 2017; 103: 45–53

12 Suez J, Korem T, Zeevi D, Zilberman-Schapira G, Thaiss C A, Maza O et al. Artificial sweeteners induce glucose intolerance by altering the gut microbiota. Nature 2014; 514: 181–186

13 Leonardi M, Hicks C, El-Assaad F, El-Omar E, Condous G. Endometriosis and the microbiome: a systematic review. BJOG an international journal of obstetrics and gynaecology 2020; 127: 239–249

14 Uzuner C, Mak J, El-Assaad F, Condous G. The bidirectional relationship between endometriosis and microbiome. Frontiers in endocrinology 2023; 14: 1110824

15 Moore J S, Gibson P R, Perry R E, Burgell R E. Endometriosis in patients with irritable bowel syndrome: Specific symptomatic and demographic profile, and response to the low FODMAP diet. The Australian & New Zealand journal of obstetrics & gynaecology 2017; 57: 201–205

16 Dauth N, Vermehren A, Bojunga J. Hormonstörungen bei Lebererkrankungen. Gastroenterologe 2017; 12: 453–463

17 Minich D M, Brown B I. A Review of Dietary (Phyto)Nutrients for Glutathione Support. Nutrients 2019; 11

18 Kleine-Tebbe J, Reese I, Ballmer-Weber B K, Beyer K, Erdmann S, Fuchs T et al. Keine Empfehlung für IgG- und IgG4-Bestimmungen gegen Nahrungsmittel. Allergo J 2009; 18: 267–268

19 Yamagata Y, Takaki E, Shinagawa M, Okada M, Jozaki K, Lee L et al. Retinoic acid has the potential to suppress endometriosis development. Journal of ovarian research 2015; 8: 49

20 Adam O. Rheuma und Entzündungskontrolle durch Ernährung. Aktuelle Ernährungsmedizin 2009; 34: 234–239

21 Deutsche Gesellschaft für Ernährung (DGE). Dreidimensionale DGE-Lebensmittelpyramide. Im Internet: https://www.dge.de/gesunde-ernaehrung/dge-ernaehrungsempfehlungen/dreidimensionale-dge-lebensmittelpyramide/; Stand: 3.10.2023

22 Freeman C R, Zehra A, Ramirez V, Wiers C E, Volkow N D, Wang G-J. Impact of sugar on the body, brain, and behavior. Frontiers in bioscience (Landmark edition) 2018; 23: 2255–2266

23 Europäische Union. VERORDNUNG (EG) NR. 1924/2006 DES EUROPÄISCHEN PARLAMENTS UND DES RATES vom 20. Dezember 2006 über nährwert- und gesundheitsbezogene Angaben über Lebensmittel, 2006

24 Satokari R. High Intake of Sugar and the Balance between Pro- and Anti-Inflammatory Gut Bacteria. Nutrients 2020; 12

25 Dieterich W, Schuppan D, Schink M, Schwappacher R, Wirtz S, Agaimy A et al. Influence of low FODMAP and gluten-free diets on disease activity and intestinal microbiota in patients with non-celiac gluten sensitivity. Clinical nutrition (Edinburgh, Scotland) 2019; 38: 697–707
26 Zevallos V F, Raker V, Tenzer S, Jimenez-Calvente C, Ashfaq-Khan M, Rüssel N et al. Nutritional Wheat Amylase-Trypsin Inhibitors Promote Intestinal Inflammation via Activation of Myeloid Cells. Gastroenterology 2017; 152: 1100–1113.e12
27 Marziali M, Venza M, Lazzaro S, Lazzaro A, Micossi C, Stolfi V M. Gluten-free diet: a new strategy for management of painful endometriosis related symptoms? Minerva chirurgica 2012; 67: 499–504
28 Nodler J L, DiVasta A D, Vitonis A F, Karevicius S, Malsch M, Sarda V et al. Supplementation with vitamin D or ω-3 fatty acids in adolescent girls and young women with endometriosis (SAGE): a double-blind, randomized, placebo-controlled trial. The American journal of clinical nutrition 2020; 112: 229–236
29 EFSA. Scientific Opinion on the Tolerable Upper Intake Level of eicosapentaenoic acid (EPA), docosahexaenoic acid (DHA) and docosapentaenoic acid (DPA). EFS2 2012; 10
30 Rehnberg G L, Cooper R L, Goldman J M, Gray L E, Hein J F, McElroy W K. Serum and testicular testosterone and androgen binding protein profiles following subchronic treatment with carbendazim. Toxicology and applied pharmacology 1989; 101: 55–61.
31 Cummings A M, Metcalf J L. Effects of estrogen, progesterone, and methoxychlor on surgically induced endometriosis in rats. Fundamental and applied toxicology official journal of the Society of Toxicology 1995; 27: 287–290.
32 Trabert B, Peters U, Roos A J de, Scholes D, Holt V L. Diet and risk of endometriosis in a population-based case-control study. The British journal of nutrition 2011; 105: 459–467.
33 Pesticide Action Network Europe. Forbidden fruit – The dramtic rise in the most toxic pesticides found on fruits and vegetables sold in europe and evidence that governmants are faliign their legal obligations, 2022.
34 Yang T, Doherty J, Zhao B, Kinchla A J, Clark J M, He L. Effectiveness of Commercial and Homemade Washing Agents in Removing Pesticide Residues on and in Apples. Journal of agricultural and food chemistry 2017; 65: 9744–9752.
35 Chou Y-C, Tzeng C-R. The impact of phthalate on reproductive function in women with endometriosis. Reproductive medicine and biology 2021; 20: 159–168.
36 COOMBS R. R. A. The classification of allergic reactions underlying disease. Clinical aspect of immunology 1962: 317–337.
37 Kretschmer C. Hereditäre Fructoseintoleranz (5.4.2022). Im Internet: https://www.gelbe-liste.de/krankheiten/hereditaere-fructoseintoleranz; Stand: 3.10.2023.
38 Ortiz M I, Cortés-Márquez S K, Romero-Quezada L C, Murguía-Cánovas G, Jaramillo-Díaz A P. Effect of a physiotherapy program in women with primary dysmenorrhea. European journal of obstetrics, gynecology, and reproductive biology 2015; 194: 24–29
39 Womanizer, Lunette. The Menstrubation Study

Sachverzeichnis

Rezeptverzeichnis

Empfehlungen von Nicole R. Heinze

Um einige wichtige Adressen hier noch aufzunehmen, eine kleine Übersicht über ein paar wichtige Akteure im Bereich Endometriose. (Letzter Zugriff der Webseiten: 15.11.2023)

Die Endometriose-Vereinigung Deutschland e.V.

Die Endometriose-Vereinigung Deutschland e.V. ist die größte und älteste Selbsthilfeorganisation für Endopatient*innen in Deutschland. Sie setzt sich mit Aufklärungsarbeit, Information, Beratung und Austausch für Endometriose-Betroffene ein. Auf ihrer Seite findest du eine Übersicht vieler Endometriose-Selbsthilfegruppen und kannst schauen, ob auch eine in deiner Nähe ist, um dich mit anderen Endometriose-Kämpfer*innen auszutauschen.

www.endometriose-vereinigung.de/selbsthilfegruppen

Außerdem führt sie eine Liste aller medizinisch zertifizierten Einrichtungen, in der du nachschauen kannst, wo das nächste Endometriose-Zentrum, die nächste Praxis oder eine Rehaeinrichtung liegt.

www.endometriose-vereinigung.de/zertifizierte-einrichtungen

Auch freut sich der Verein immer über neue engagierte Mitglieder, die beim Thema Endometriose unterstützen wollen.

Die Stiftung Endometriose-Forschung

Die Stiftung Endometriose-Forschung hat sich zum Ziel gesetzt: »Das Bewusstsein und die Erkenntnis über die Diagnose und die Therapie der Endometriose zu fördern; dies insbesondere durch Unterstützung der Forschung, Fortbildung der Ärzteschaft und durch Öffentlichkeitsarbeit.« Dazu gehören auch die Durchführung von Kongressen, Fortbildungen, Forschungsprojekten, die Kooperation mit Selbsthilfegruppen, der Informationsaustausch und die Beratung von Betroffenen und ihren Angehörigen. Auch hier lohnt es sich, mal auf der Seite vorbeizuschauen, da auch hier unter anderem Endometriose-Zentren gelistet sind.

www.endometriose-sef.de

Die Endo-App als Selbsthilfe-Tool

Vielleicht bin ich durch meine Mitarbeit bei der Endo-App auch ein bisschen befangen, aber die Möglichkeit, sich selbst ein bisschen mehr Lebensqualität und Unterstützung in Form einer wissenschaftlich evaluierten App aufs Smartphone zu holen, hat mich ziemlich begeistert. Du kannst dir die App quartalsweise von deinem Arzt oder deiner Ärztin verschreiben lassen und sie dadurch kostenlos nutzen. Von tollen App-Inhalten mit Tipps zu fast jedem Wissenschafts- und Lebensbereich über frei verfügbaren Content auf der Homepage oder in Social Media sind unglaublich viele Themen vertreten. Und sollte dir mal etwas fehlen, kannst du auch eigene Anregungen mit einbringen und so die App ein Stück weit mitgestalten. Ein Blick lohnt sich auf jeden Fall.

endometriose.app

Rauchfrei

Ich habe in einem Kapitel kurz das Thema Rauchen angesprochen. Solltest du jetzt das Gefühl haben, mit dem Rauchen aufhören zu wollen, und möchtest dafür Informationen, dann kannst du dich hier schlaumachen:

rauchfrei-info.de

Von Tipps zur Unterstützung über eine tolle Community hast du hier die Möglichkeit, dich in das Thema ein bisschen einzulesen. Viel Erfolg bei deiner rauchfreien Reise!

Hilfe bei Depressionen

Da ich in meinem Leben mehr als einmal Kontakt mit dem Thema Depression hatte, ist es mir ein großes Anliegen, dass du weißt, an wen du dich wenden kannst, wenn es psychisch nicht mehr weitergeht. Die Stiftung Deutsche Depressionshilfe und Suizidprävention klärt darüber auf, was eine Depression überhaupt ist, und du hast die Möglichkeit, einen Test zu machen, um herauszufinden, ob du betroffen bist.

www.deutsche-depressionshilfe.de/start

Über das kostenfreie Info-Telefon unter der 0800/33 44 533 kannst du Informationen zu Anlaufstellen im Versorgungssystem einholen.

Solltest du dich in einer akuten Krise befinden, kann dir dein behandelnder Arzt oder deine behandelnde Ärztin eine gute Anlaufstelle sein. Aber auch die Telefonseelsorge unter der 0800/11 10 111 oder der 0800/11 10 222 kann dir helfen, wenn du sonst keinen Ansprechpartner hast.

www.telefonseelsorge.de/suizidpraevention

Deine Krankenkasse kann dich außerdem zu dem Thema beraten und dir den Weg zu einem Therapieplatz aufzeigen. Auch Selbsthilfegruppen können dich auffangen und dir wieder Halt und Mut geben.

Wenn du Menschen in deinem Umfeld hast, denen es genauso geht, kann es helfen, diese Informationen weiterzugeben und ihnen im Rahmen deiner eigenen psychischen und physischen Gesundheit zu helfen.

Pass gut auf dich auf!

Bildnachweis:

Covermotiv und Bild S. 3: © Creative Cat Studio/stock.adobe.com; Composed & edited by Thieme.
Autorinnenfotos S. 2 und S. 6: Nicole R. Heinze – Ernährungsberaterin & Coachin; Copyright by Nikolas Winkel
Foodfotos S. 106, 114, 130: © S. Bütow/Thieme; S. 39, 45: © A. Rogge & J. Jankovic/Thieme; S. 138: © N. Buroh/Thieme; S. 29, 37, 56, 104, 111, 116, 122, 127, 135, 143, 146, 151, 154: © M. Bergmann/Thieme
Adobe-Stock-Quellen: S. 8 © Jo Panuwat D/stock.adobe.com; S. 40 © MyJuly/stock.adobe.com; S. 88 © boytsov/stock.adobe.com
Zeichnungen: Susi Schaaf, Bellheim

Bibliografische Information der Deutschen Nationalbibliothek
Die Deutsche Nationalbibliothek verzeichnet diese Publikation in der Deutschen Nationalbibliografie; detaillierte bibliografische Daten sind im Internet über http://dnb.d-nb.de abrufbar.

Programmplanung: Uta Spieldiener
Projektmanagement: Elisa Salemi
Redaktion: Franziska Sorgenfrei
Bildredaktion: Christoph Frick, Marie Crämer

Umschlaggestaltung: © Thieme
Layout: CYCLUS · Visuelle Kommunikation, Stuttgart

Die abgebildeten Personen haben in keiner Weise etwas mit der Krankheit zu tun.

1. Auflage 2024

TRIAS Verlag in Georg Thieme Verlag KG
Rüdigerstraße 14, 70469 Stuttgart, Germany
www.trias-verlag.de

Satz und Repro: Fotosatz Buck, Kumhausen
Druck: Westermann Druck Zwickau GmbH, Zwickau

Gedruckt auf chlorfrei gebleichtem Papier
Printed in Germany

ISBN 978-3-432-11816-1
eISBN (ePub) 978-3-432-11817-8

2 3 4 5 6

FSC www.fsc.org MIX Papier | Fördert gute Waldnutzung FSC® C110508